TRATADO DEL AMOR ERÓTICO

Kamasutra

Mallanaga Vatsyayana

TRATADO DEL AMOR ERÓTICO

Kamasutra

Edición de Enrique Gallud Jardiel

ÍNDICE

EXPLICACIÓN GENERAL

SUMARIO DEL TRATADO

Reconózcanse los méritos de la ley sagrada, de lo útil y del amor, pues de esto habla el tratado[1]; y reconózcanse también los méritos de los maestros que han expuesto estas doctrinas, por la relación que tienen con este tratado.

Efectivamente, al principio, Prajapati[2], después de haber creado a los seres vivos, propuso en cien mil capítulos las normas para conseguir los tres fines de la vida, normas que son, para las criaturas, el fundamento de su existencia. Más tarde, Manu Svayambhuva acotó una parte, la que se refiere a la ley sagrada; Brihaspasti separó la que hace referencia a lo útil, y Nandin, siervo de Mahadeva, expuso por separado el tratado sobre el amor en mil capítulos[3].

---

[1] La ley sagrada (*dharma*), lo útil (*ariba*) y el amor (*kama*) son los tres "fines de la vida", generalmente definidos con el nombre conjunto de *trivarga*, que, según las doctrinas brahmánicas y luego hindúes, cada hombre está obligado a conseguir en el curso de su existencia. Los componentes del *trivarga* están indisolublemente unidos entre sí y por esto Vatsyayana, que trata específicamente del *kama*, no puede prescindir de examinar las relaciones con los demás valores.

[2] "Señor de las criaturas": es el dios que, desde el inicio del mundo, dio origen a todos los seres vivos.

[3] Prajapati, Manu, Brihaspati y Nandin pertenecen a la mitología. Svayambhuva significa "hijo del que existe por sí mismo";

Luego Shvetaketu, hijo de Uddalaka[4], abrevió este tratado a quinientos capítulos; y, a su vez, Babhravya, de Pañchala, resumió la obra en ciento cincuenta capítulos, divididos en siete secciones: parte general; la unión erótica; las relaciones con las doncellas; las mujeres casadas; las esposas de otro; la prostitución; y, por último, las doctrinas secretas.

De este resumen, Dattaka trató por separado la sexta sección, dedicada a las prostitutas, a petición de las cortesanas de Pataliputra. Charayana, siguiendo su ejemplo, expuso en obra separada la parte general; Suvarnanabha, la parte sobre la unión erótica; Ghotakamukha, la de las relaciones con las doncellas; Gonardiya, la de las mujeres casadas; Gonikaputra, la de las esposas de otro; y Kukumara, las doctrinas secretas[5].

Y así, escrita trozo a trozo por muchos maestros, la obra de Babhravya ha caído casi en desuso; llegados a este punto, ya que las secciones del tratado elaboradas por Dattaka y otros autores son traba-

---

este Manu es el primer representante de la humanidad al que habría dado vida el creador. Mahadeva ("Gran dios") no es otro que Shiva, una de las divinidades más importantes del panteón hindú.

[4] A partir de este autor, nos encontramos con personajes históricos y tratados sobre el amor, que parece que existieron.

[5] Estos autores son conocidos por otras fuentes literarias, a excepción de Suvamanabha, cuyo nombre ("Ombligo de oro") hace pensar en un pseudónimo; lo mismo que Gonikaputra, que parece un nombre desfigurado, donde la 'o' reemplazaría a una 'a' para eliminar un significado difamatorio, o sea, "hijo de una cortesana".

jos fragmentarios, y el texto de Babhravya es difícil de estudiar por su extensión, se compuso este *Kama Sutra*[6], resumiendo toda la materia en un pequeño libro. Éste es el elenco de las partes y de sus apartados.

Sumario del tratado. Consecución de los tres fines de la vida. Exposición del saber. La vida del hombre elegante. Examen de los amantes, de los amigos y de la función de los alcahuetes. Es la primera parte, general; son cinco apartados.

Descripción del placer según la duración y el temperamento; distintas clases de amor. Análisis de los abrazos. Las variedades del beso. Distintas formas de arañar. Reglas para morder; usos locales. Distintas maneras de acostarse; uniones extraordinarias. Uso de golpes; cómo recurrir a gemidos apropiados. El amor como el hombre; las iniciativas del hombre durante la unión. El amor con la boca. Inicio y final de la unión; las distintas clases de unión; las disputas de amor. Es la segunda parte, sobre la unión erótica; son diez capítulos, diecisiete apartados.

Normas para pedir en matrimonio; comprobación de las relaciones. Cómo inspirar confianza a las doncellas. Cómo dirigirse a una jovencita; actitudes y expresiones. Cortejo de un hombre sin intermediarios; la conquista del hombre elegido; lo que saca una doncella del cortejo. Distintas formas de contraer matrimonio. Es la tercera parte, sobre las rela-

---

[6] El término *'sutra'*, aforismo sintético en prosa, indica la forma literaria en que está compuesta esta obra sobre el *kama*.

ciones con las doncellas; son cinco capítulos, nueve apartados.

El comportamiento de una mujer cuando es esposa única; conducta durante los viajes del marido. Cómo se debe comportar la esposa más anciana con las otras mujeres; cómo debe actuar la más joven; la viuda que se ha vuelto a casar; la esposa caída en desgracia; la vida en el harén; las relaciones de un hombre con muchas esposas. Es la cuarta parte, sobre las mujeres casadas; son dos capítulos, ocho apartados.

Descripción de la índole de mujer y hombre, y los motivos de rechazo; los hombres que tienen éxito con las mujeres; mujeres que se pueden conquistar sin esfuerzo. Formas para conocerla mejor; los cortejos. Examen de la disposición de ánimo. Las funciones de la alcahueta. Las aventuras amorosas de los señores. El comportamiento de las mujeres del harén; cómo custodiar a las esposas. Es la quinta parte, sobre las esposas de otro; son seis capítulos, diez apartados.

Examen de los amigos, de los hombres con los que hay que tratar o no, y de las razones para establecer una relación; cómo atraer al posible cliente. Cómo se complace a un amante. Métodos para sacar dinero; cómo reconocer al hombre desenamorado; cómo descartar a un amante. La reconciliación con un amante ya disfrutado. Distintos tipos de ventajas. Ganancias y pérdidas: examen de las consecuencias y de las dudas, y las distintas categorías de prostitutas. Es la sexta parte, sobre la prostitución; son seis capítulos, doce apartados.

Cómo hacerse atractivas; cómo subyugar; los estimulantes de la virilidad. Cómo despertar el deseo que se apaga; cómo engordar el pene; prácticas particulares. Es la séptima parte, sobre las doctrinal secretas; son dos capítulos, seis apartados.

De esta forma tenemos treinta y seis capítulos, sesenta y cuatro apartados, siete partes, mil doscientas cincuenta estrofas. Sumario del tratado.

Después del sumario, se expone la doctrina pormenorizadamente; pues a los sabios les resulta agradable tanto el planteamiento conciso como el detallado.

CONSECUCIÓN DE LOS TRES FINES DE LA VIDA

El hombre, cuya vida puede alcanzar cien años, debe distribuir su tiempo y dedicarse a los tres fines de la vida, subordinados entre sí, y de tal forma que uno no perjudique a otro. De niño procure adquirir cultura y aspectos análogos de lo útil; se entregue al amor durante la juventud, y, en la vejez, a la ley sagrada y a la liberación[7]. O, dada la incertidumbre de

---

[7] Se alude a la importante doctrina de los "estadios de la vida", prescrita por los textos para los que pertenecen a las primeras tres clases sociales, sobre todo los brahmanes. El ideal es que un hombre transcurra un periodo juvenil dedicado a los estudios sagrados (*brahmacharya*), en el que está obligado a la castidad; luego se case y sea cabeza de familia (*grihastha*). Una vez visto al hijo de su hijo, puede dejar su casa y retirarse al bosque como eremita (*vanaprastha*), dedicándose a los ritos, a la penitencia y a la meditación; finalmente, ya muy anciano, tiene la

la vida, puede dedicarse a cada uno de éstos, cuando tenga oportunidad. El periodo juvenil de estudios, sin embargo, debería durar hasta terminar la instrucción.

Actuar conforme a la ley sagrada consiste en fomentar, según las doctrinas, algunos actos, como los sacrificios a los dioses, que no se cumplen por necesidad, ya que no pertenecen a este mundo y no se perciben las ventajas; y en descartar, siempre según las doctrinas, actos como alimentarse de carne[8], que se suelen realizar, pues pertenecen a este mundo y se perciben los resultados. La ley sagrada se puede aprender en los textos de la revelación[9] y estando en contacto con personas expertas.

Lo útil es procurarse cultura, tierras, oro, ganado, enseres, amigos y cosas parecidas, y aumentar lo que ya se ha obtenido. Se puede aprender del comportamiento de los funcionarios, de quienes conocen las normas profesionales y de los comerciantes.

---

facultad de abandonar todos sus bienes terrenales para hacerse asceta mendicante (*sanyasin*) y buscar la perfección espiritual. A cada estado le corresponde la búsqueda de un fin específico de la vida o de dos complementarios.

[8] En tiempos de Vatsyayana el vegetarianismo ya estaba difundido en India desde hacía siglos, en conexión con las doctrinas de la no violencia. Era, y es, una práctica que sigue de forma particular, la clase de los brahmanes, sacerdotes a intelectuales, a la que pertenecía el autor.

[9] Por 'revelación' se entiende el *corpus* de los *Veda*, los textos sagrados más antiguos de India considerados sonidos eternos, oídos por míticos profetas y trasmitidos por ellos a la humanidad.

El amor es actuar de forma que resulte agradable al oído, tacto, vista, gusto y olfato, cada uno en su ámbito, todo controlado por la mente unida al alma. Pero, en concreto, el amor es la sensación adecuada de esta última, rebosante de la alegría que brota de la conciencia, y rica en resultados, relacionada con un contacto especial[10]. Esto se puede aprender en el *Kamasutra* y frecuentando gente de mundo.

Cuando la ley sagrada, lo útil y el amor entran en conflicto, lo que precede es siempre más importante. Lo útil, sin embargo, es lo más importante para un soberano, porque en ello se funda el curso regular del mundo; y también para una prostituta. Así se consiguen los tres fines de la vida.

Alguien puede objetar: si la ley sagrada no pertenece a este mundo, es conveniente la existencia de un tratado que la exponga; y esta observación vale también para lo útil, dado que, para triunfar, se necesita un método, y éste se consigue con un manual. Pero el amor, por el hecho de que se efectúa espon-

---

[10] *'Kama'*: vocablo analizado en sus múltiples valencias. En primer lugar, Vatsyayana lo define como toda experiencia agradable. De esta acepción general el autor pasa a una segunda más específica, en la que *kama* se identifica con el amor erótico. Y se podría parafrasear así la definición: se tiene *kama* cuando el alma, tras la estimulación sensorial a nivel de los órganos sexuales (en relación con un contacto especial.), vive una experiencia real y consciente (la sensación adecuada), que se corona con el placer del orgasmo (rica en resultados). Condición indispensable es que tenga lugar entre dos seres humanos bajo el influjo de la pasión: esto lleva consigo la "alegría" de la "conciencia", que se realiza en los besos, en las caricias, etc.

táneamente hasta en los animales, por ser una cosa innata, no necesita un tratado; es la opinión de algunos expertos.

Sin embargo, como depende de la unión erótica de un hombre y una mujer, exige un método, que se consigue con el *Kamasutra*, dice Vatsyayana. Entre los animales, por el contrario, la vida sexual no necesita métodos, porque las hembras no se mantienen escondidas; el apareamiento tiene lugar, hasta la satisfacción, durante el periodo de celo, y las uniones no se acompañan de reflexión alguna.

Otros sostienen que no se deben realizar las acciones recomendadas por la ley sagrada, pues sólo en el futuro producen resultados, por otra parte inciertos. ¿Quién, si no es tonto, daría a otro lo que tiene en la mano? Es preferible un pichón hoy que un pavo real mañana; mejor una moneda de oro segura que un collar de oro incierto; es la opinión de los materialistas[11].

Vatsyayana sostiene, por el contrario, que se deben realizar las obras previstas por la ley sagrada, pues las escrituras no pueden suscitar dudas; vemos que los sortilegios y los exorcismos tienen éxito a veces; las constelaciones, la luna, el sol y el conjunto de los planetas parecen actuar en beneficio del mundo, como si razonaran; además, el curso regular del mundo está determinado por la observancia de las

---

[11] Los materialistas reducían toda la realidad a la sola actividad de la materia; negaban la existencia de los dioses, de un alma trascendente y de la vida después de la muerte, y rechazaban, naturalmente, la santidad y la autoridad de los *Veda*.

normas sobre las clases sociales y sobre los estadios de la vida[12]; y es evidente que la simiente que tenemos en la mano se tira en función de la cosecha futura.

Incluso para algunos no conviene realizar acciones relacionadas con lo útil. Pues los beneficios, incluso perseguidos con gran esfuerzo, no se consiguen nunca; o, se pueden presentar, sin que se uno los busque. Dado que todo es obra del destino, éste en realidad lleva a los hombres a la riqueza o a la pobreza, al éxito o al fracaso, a la felicidad o a la aflicción. El destino ha trasformado a Bali en Indra[13], el destino lo ha destronado; siempre el destino lo volverá a colocar en su pedestal. Es lo que sostie-

---

[12] Las clases en las que se divide la sociedad hindú, según un rígido esquema de finales de la época védica, en orden decreciente de rango: brahmanes (*brahmana*), los sacerdotes e intelectuales a los que ya hemos aludido; *kshatriya*, reyes y guerreros; *vaishya*, campesinos y comerciantes; *shudra*, los criados de las otras clases. Sólo los que pertenecen a las tres primeras son universalmente considerados *arya*, "nobles", mientras los *shudra* quedan excluidos de cualquier participación en los ritos y en la cultura védica.

[13] Se trata de la famosa leyenda del demonio Bali, que consiguió tanto poder que amenazó con sustituir a Indra, rey de los dioses. Sin embargo, Vishnu lo venció con una estratagema en uno de sus descensos al mundo. Se le apareció el dios en forma de enano y le pidió que le concediera el terreno que podía recorrer en tres pasos. En ese momento Vishnu se transformó en un gigante y de dos pasos atravesó la tierra y el cielo; renunció al tercero, dejando así a Bali como soberano de los infiernos.

nen los fatalistas[14].

Un método, por el contrario, es el fundamento de toda actividad, pues ésta presupone el esfuerzo del hombre. Dado que hasta el beneficio más seguro depende de algún factor, un hombre inactivo no puede ser afortunado. Es la opinión de Vatsyayana.

Para algunos, por último, no se deben llevar a cabo acciones relacionadas con el amor, pues se enfrentan con la ley sagrada y con lo útil, que son las cosas más importantes, y, por tanto, con las personas honestas; inducen a un hombre a tener contactos con gente indigna, a iniciativas perversas, a la impureza[15], y comprometen su futuro. Provocan, además, negligencia, ligereza, desconfianza y exclusión por parte de los demás. Se oye hablar de muchos esclavos del amor, que han tenido un final horrible, junto con los de su entorno; así Dandakya, rey de los Bhoja, que por amor violó a la hija de un

---

[14] Los fatalistas a los que se refiere probablemente son los Ajivika, cuyas doctrinas hacen depender el curso del mundo exclusivamente del destino visto como fuerza cósmica impersonal, y el hombre no tiene ni libre albedrío ni responsabilidad moral de lo que sucede.

[15] "Pecado" por excelencia. Puede ser provocado por una transgresión del *dharma*, como el error ritual o la infracción de una prohibición, por el contacto con personas ínfimas o con algunas comidas y sustancias o con la muerte, y, en general, por los influjos de fuerzas nefastas a las que hay libre acceso y que se concentran sobre todo en los momentos cruciales de la vida. Estos factores llevan al hombre a un estado de contaminación, sentida como una grave *amenaza* para el bienestar de este mundo y del otro, a la que se debe poner remedio con una serie de ritos y penitencias.

brahmán[16], terminó arruinado con su estirpe y con su reino. Y baste pensar en el rey de los dioses con Ahalya, en el poderosísimo Kichaka con Draupadi, en Ravana con Sita, y en muchos otros, que vivieron más tarde: esclavos del amor, como puede verse, gravemente castigados[17]. Es lo que sostienen los defensores de lo útil.

En realidad, las acciones relacionadas con el amor tienen la misma naturaleza que la comida, ya que contribuyen al sostenimiento del cuerpo; y son fruto de la ley sagrada y de lo útil[18]. Pero conviene aprender cómo evitar las consecuencias negativas. Efectivamente, no se dejan de poner las ollas en el fuego porque haya monjes mendicantes; ni se renuncia a sembrar cebada porque haya cervatillos. Es la opinión de Vatsyayana,

Valgan unas estrofas sobre el particular:

---

[16] Del rey Dandakya o Dandaka, de la estirpe de los Bhoja, se cuenta que sedujo a la hija del eremita Bhargava. Éste, con una maldición, le sepultó a él y a su reino bajo una lluvia de arena.

[17] Indra, el rey de los dioses, sedujo a Ahalya, la esposa del sabio eremita Gautama, en el que ha sido sin duda el adulterio más famoso de toda la literatura sánscrita. Draupadi es la esposa de los cinco hermanos Pandava, protagonistas del *Mahabharata*; el guerrero Kichaka, que la tendió trampas, pagó su gesto con la muerte a manos de Bhima, uno de los cinco hermanos. El rapto de Sita, la virtuosa esposa de Rama, perpetrado por el demoniaco rey Ravana, que fue asesinado, y su reino, Lanka, quedó devastado, es la trama central de la gran epopeya hindú, el *Ramayana*.

[18] El sentido es que quien, observando las normas de la ley y buscando el adecuado bienestar económico, afronta la vida de cabeza de familia goza de las alegrías del amor.

Un hombre que se dedique, como hemos dicho,
a lo útil, al amor y a la ley sagrada
consigue la felicidad sin espinas, infinita,
tanto aquí abajo como en el otro mundo.

Los sabios se ocupan de las acciones
en las que no hay dudas sobre las consecuencias,
y en las que se encuentra una satisfacción
sin ocasionar perjuicio alguno a lo útil.

Se tome la iniciativa que resulte
eficaz para realizar los tres fines de la vida,
o al menos dos, o incluso uno;
pero no conseguir uno,
perjudicando a los dos que quedan.

EXPOSICIÓN DEL SABER

Un hombre debería estudiar el *Kamasutra* y las ciencias complementarias sin robar tiempo al estudio de la ley sagrada y de lo útil y de las ciencias auxiliares. Una mujer debería dedicarse a ese estudio antes de la juventud[19], y, una vez casada, dependiendo de la opinión del marido.

Algunos sabios mantienen que, partiendo de la

---

[19] Según la clasificación de un posterior tratado de erotismo (*Ratirahasya*), una mujer es doncella (*bala*) hasta los dieciséis años; de dieciséis a treinta es *taruni* (joven); hasta cincuenta y cinco es *praudha* (madura), luego vieja (*vriddha*).

premisa que las mujeres no entienden los textos científicos, es inútil intentar instruirlas en este libro. Pero, si ellas entienden el aspecto práctico, es porque éste se basa en un tratado; es lo que piensa Vatsyayana. Y no sólo en éste, sino en todos los campos sólo algunos conocen los textos científicos, y, sin embargo, la práctica les afecta a todos; y, aunque sea de una forma remota, siempre hay un tratado en el origen de la práctica. Existe la gramática, pero, incluso sin ser gramáticos, los que realizan los sacrificios, utilizan una[20] durante los ritos. Existe la astrología, pero incluso quien no la conoce lleva a buen fin compromisos en los días propicios. Lo mismo que los pastores de caballos y elefantes saben cuidarlos, aunque no hayan estudiado los tratados. Por el hecho de que existe un soberano, los pueblos, aunque estén alejados de él, no se saltan los límites impuestos por la ley; así están las cosas.

En realidad, hay, incluso cortesanas, hijas de reyes o de altos dignatarios, que han ocupado su inteligencia con este tratado. Por eso una mujer debería aprender de forma reservada, a través de una persona de confianza, los aspectos prácticos, el tratado o al menos una parte de éste. Cuando es doncella debe estudiar, en secreto y a solas, las sesenta y cuatro artes que se aplican con el ejercicio. En otros casos, pueden ser maestras de la doncella: la hija de su nodriza, que ha crecido con ella, y que ya se ha unido a

---

[20] "Modificación": tiene lugar cuando, en una fórmula ritual, se cambia un vocablo para adecuarlo a las necesidades del momento.

un hombre; o una amiga de las mismas características, con la que pueda hablar sin ningún peligro, y una tía materna que tenga la misma edad que ella; una vieja esclava de total confianza, que ocupe el lugar de esta última, o una monja mendicante a la que ya se conozca de antes, y una hermana, si puede confiar en ella.

Las sesenta y cuatro ciencias complementarias del *Kamasutra*, que forman sus ramas secundarias[21], son:

canto; música instrumental; danza; pintura; recortar distintivos decorativos para la frente[22]; crear varias líneas ornamentales con arroz y flores; colocar flores; colorear los dientes, la ropa y el cuerpo; incrustar gemas en el suelo; preparar la cama; hacer música con agua; rociar con agua como juego; realizar trucos que sorprendan; trenzar collares de varias maneras; hacer diademas y coronitas; realizar el aseo personal; distintas formas de adornar las orejas; preparar los perfumes; disponer adornos; artes de magia; los remedios de Kukumara; destrezas con las manos; cocinar distintos tipos de verduras, sopas y alimentos sólidos; preparar bebidas, zumos, condimentos y licores; los trabajos de sastrería y tejido; el juego de hilos; tocar música con el laúd y el tambor;

---

[21] Comúnmente llamadas "artes", las disciplinas que Vatsyayana menciona en este paso famoso, colocando juntas técnicas de valor intrínseco muy distinto, forman el bagaje cultural del perfecto amante.

[22] Las mujeres indias suelen colocar un distintivo decorativo en el centro de la frente.

resolver acertijos; el juego de las estrofas; pronunciar trabalenguas; recitar trozos de libros; conocer las obras teatrales y los cuentos; completar de memoria estrofas de poesías; distintos modos de trenzar cintas y juncos; trabajos de alfarero; carpintería; arquitectura; saber distinguir la plata y las piedras preciosas; metalurgia; conocer el color y los lugares de origen de las piedras preciosas; saber aplicar las doctrinas sobre el cuidado de los árboles; preparar peleas de carneros, gallos y perdices; enseñar a hablar a papagayos y estorninos; ser expertos en dar friegas, masajes y peinar; comunicar con el lenguaje de las manos; conocer los distintos lenguajes convencionales; hablar en dialecto; interpretación de los oráculos celestes; descifrar los presagios; el alfabeto de los diagramas místicos[23]; la técnica de la memorización; saber recitar un texto en tertulia; componer poesías mentalmente; saber de diccionarios; conocer la métrica; tener claras las normas poéticas; conseguir fingir ser otro; disfrazarse con ropa; distintos juegos de azar; el juego de los dados; conocer los juguetes de los niños; ser expertos en las ciencias de las buenas maneras, de la estrategia y del ejercicio físico.

Las sesenta y cuatro artes de Babhravya son distintas; expondremos su utilización, con un argumento tras otro, en la sección dedicada a la unión eróti-

---

[23] Los "diagramas místicos", dedicados a las distintas divinidades, sirven para concentrar las fuerzas espirituales del devoto por motivos religiosos o mágicos; se alude al conocimiento de las sílabas sagradas inscritas en los mismos, a lo que se atribuye un poder extraordinario.

ca, ya que el amor consiste en éstas.

Una prostituta, que destaque en éstas,
y tenga buen carácter, belleza y cualidades,
consigue el título de cortesana
y un puesto en la asamblea pública.

El soberano siempre la respeta,
los hombres superiores la alaban,
se le desea, es digna de recibir visitas,
y se le toma como modelo.

La princesa o la hija de un alto dignatario
que conozca estas artes
somete a su esposo,
aunque en el harén haya mil mujeres.

Por este motivo, aunque el esposo esté lejos,
o haya caído en terrible desgracia,
una mujer puede vivir bien con estas ciencias
hasta en un país extranjero.

Un hombre experto en estas artes,
dicharachero y seductor,
aunque sea un desconocido,
consigue con facilidad
el corazón de las mujeres.

El éxito en el amor se consigue
cuando se aprenden estas artes;
pero conviene utilizarlas o no,
teniendo en cuenta el lugar y el momento.

Después de terminar los estudios y convertirse en cabeza de familia, gracias al patrimonio acumulado con donaciones, victorias militares, comercio o un estipendio, o recibido por herencia, ya ganado o heredado, un hombre debe llevar vida de elegante[24]. Viva en una capital, en una ciudad, en un barrio o en un importante centro, donde está la gente de bien; también puede hacerlo en otro sitio, según sus medios de subsistencia. Aquí se haga construir una casa cerca del agua, que tenga un jardín con árboles, un patio distinto para los trabajos y dos habitaciones.

En la habitación exterior ponga una cama blanda, almohadas en los dos extremos, flexible en el centro y con una colcha blanca, y un pequeño sofá adicional. Junto a la cabecera de la cama, un asiento de paja para cumplir las devociones a los dioses y una banqueta. Encima de ésta, sobras de la noche, ungüento y una guirnalda, un cestito de cera de abejas, un estuche de perfume, cortezas de limón y hojas de betel[25]. Una escupidera en el suelo.

En la habitación habrá un laúd colgado, una mesa de dibujo, un estuche de pinturas, un libro y guirnaldas de amarantos amarillos. No lejos de la cama,

---

[24] "Elegante". se refiere al hombre culto y refinado que dispone de medios, tiempo libre y lleva una rica vida social.

[25] El betel es una planta trepadora, cuyas hojas se mastican añadiendo trozos de nuez, cal y otras sustancias; perfuma la boca, ayuda la digestión o apaga el hambre, produciendo incluso una ligera embriaguez. Da como resultado una salivación rojo oscura, lo que hace necesaria una escupidera.

en el suelo, un asiento redondo, en el que se pueda apoyar la cabeza; una mesa para los dados y una mesita de juego.

Fuera de la habitación, jaulas de pájaros domesticados; a un lado, un sitio para hilar, para los trabajos de carpintería y otros entretenimientos. En el jardín arbolado, un columpio bien mullido, a la sombra, y un poyo de tierra dura bajo una glorieta de enredaderas, y por esto lleno de flores. Es la disposición de la casa.

El hombre elegante se levante a buena hora y procure cumplir con sus obligaciones: se cepille los dientes, se dé una dosis moderada de ungüento, de incienso y se ponga una guirnalda; se pase la cera de abejas y el lápiz por los labios, se mire en el espejo y tome betel para perfumar la boca; luego inicie sus ocupaciones.

Báñese todos los días; cada dos, friegas; cada tres, se pase la concha de jibia en las piernas, desde las rodillas para abajo; cada cuatro, se afeite; cada cinco o diez según el método, se depile las partes íntimas, sin excepciones; y, a diario, se quite el sudor de las axilas tapadas.

Coma por la mañana y por la tarde; por la mañana y por la noche, opina Charayana. Tras el desayuno, puede dedicarse a enseñar a hablar a papagayos y estorninos; monte peleas de perdices, gallos y carneros, y pasatiempos artísticos. Se ocupe de lo relacionado con el *pithamarda*, el *vita* y el *vidushaka*[26], luego, un breve descanso. Por la tarde, después de

---

[26] Los personajes que forman la corte del hombre elegante.

realizar el aseo personal, se dedique a juegos de tertulia, y, por la noche, a los espectáculos musicales. Al terminar, con los amigos, en la habitación bien acomodada y rebosante de incienso perfumado, espere en la cama a las mujeres en visita amorosa, mande a alcahuetas o vaya personalmente en su búsqueda. Reciba en compañía de los amigos a las huéspedes con palabras aduladoras y con gestos corteses; se preocupe personalmente de que estén guapas las que, al venir a hacerle una visita con mal tiempo, por la lluvia se han desarreglado; o se encarguen los amigos; luego procure que a todas se les colme de atenciones. Son las distintas ocupaciones del día y de la noche.

Además, debería organizar procesiones, promover encuentros en su círculo de conocidos, libaciones, excursiones al campo y juegos de sociedad. El día de la quincena o del mes[27], que ya todos conocen, den una fiesta con hombres encargados de la misma en el templo de Sarasvati[28]. Actores foraste-

---

[27] El mes hindú, que consta de treinta días lunares, se divide en dos partes: la quincena llamada oscura, de cuarto menguante, que termina con el novilunio, y la quincena clara, de cuarto creciente, que acaba con la luna llena. Este calendario, utilizado aún en la vida religiosa, prevé que algunos días fijos de las dos quincenas o de una se reserven a la veneración de una divinidad distinta; por ejemplo, se explica en el comentario, el octavo día se dedicará al culto de Shiva, el quinto a Sarasvati, y así sucesivamente.

[28] La diosa Sarasvati, siempre representada con luminosos vestidos blancos y con un laúd y un libro entre las manos, es considerada la protectora del saber y de las artes.

ros ofrezcan un espectáculo, y, al día siguiente, reciban el agasajo y la compensación pactada. Luego, según los deseos, se les puede volver a ver actuar o se les despide; en caso de ausencia por desgracias o festejos, los actores extranjeros y los encargados se sustituyen. Los huéspedes que hayan intervenido reciban aplauso y ayuda. Son los distintos deberes de sociedad. El mismo planteamiento vale para las distintas procesiones, con sus normas pertinentes, de cada una de las divinidades.

La "tertulia" tiene lugar cuando hombres de cultura, inteligencia, carácter, posibilidades económicas y edad parecidas se reúnen con sus cortesanas en casa de una de estas mujeres, en un salón, o en la morada de uno de ellos. Intercambien opiniones sobre poesía y arte. Se rinda homenaje a los que son brillantes y queridos por la gente, y se invite a los que son muy estimados.

Ténganse las fiestas de forma alternativa: una vez en casa de uno, otra en casa de otro. Y los elegantes invitan a las cortesanas a beber, luego beban ellos *madhu*, *maireya* y *asava*[29] con aperitivos: salados, a base de fruta, verduras y hortalizas, amargos, picantes y agrios. Esto mismo sirve para las excursiones. Ellos irán a caballo por la mañana temprano, elegantemente vestidos, en compañía de cortesanas y seguidos de criados. Coman y pasen el tiempo con

---

[29] Bebidas embriagadoras: el *madhu* está hecho, probablemente, a base de miel, mientras el *maireya* y el *asava* se obtienen de melaza y hierbas, mezclando el primero con distintas especies y con miel el segundo.

peleas de gallos, perdices y carneros, con juegos, espectáculos y actividades lúdicas; por la tarde, al volver a casa, traigan recuerdos de la visita a ese parque. Con esto queda expuesto cómo se pueden divertir con el agua, durante la estación calurosa, cuando se prepare para bañarse un sitio en el que no haya animales.

Diversiones de sociedad: la noche de los *yaksa*, vigilia de Kaumudi, la fiesta de primavera; coger mangos, comer granos tostados, degustar fibras de loto; juego de las hojas verdes, tirar agua con pajitas, imitar con muñecos, el juego del único árbol de *salmali*; día de la cebada; día de la litera; fiesta del dios amor; coger flores de artemisa; carnaval; hacer coronas de *ashoka*, recogiendo flores; juego de los ramos de mango, romper cañas de azúcar, peleas con flores de *kadamba*. Los elegantes participen en estos y otros pasatiempos, universales y locales, distinguiéndose de la gente común[30]. Si uno está solo, se comporta

---

[30] Los *yaksa* son divinidades menores asociadas a Kubera, el dios que vigila las fabulosas riquezas que provienen de las entrañas de la tierra, o sea, minerales, metales y piedras preciosas. La noche que lleva su nombre cae en la luna nueva del mes hindú de Karttika (octubre-noviembre), momento culminante de una celebración que dura tres días y que suele llamarse *dipavali*, "enhebrar luces", pues se adornaba encendiendo muchas lámparas. La Kaumudi ("Claro de luna") es la fiesta del plenilunio del mismo mes de Karttika. El día de la cebada cae en el mes de Vaisakha (abril-mayo): en este día se tiran unos a otros harina de cebada perfumada. Las otras festividades enumeradas están relacionadas con el dios amor, que en India se llama con distintos nombres, entre los cuales se encuentra Kama y Madana (el "Embriagador"), y se le concibe como un joven fascinan-

en función de sus riquezas; así queda ilustrada también la conducta de la cortesana y de la enamorada con las amigas y con los elegantes.

Un *pithamarda* es un hombre sin patrimonio, solo; sus propiedades son una silla portátil, una concha de jibia y ungüento; viene de un país respetado, experto en las artes y, cuando las enseña, tiene éxito tanto en la tertulia como en las actividades a que se dedican las cortesanas.

Por el contrario, un *vita* es el hombre que ha disipado sus bienes, es del lugar, posee buenas cualidades, tiene mujer y es muy estimado en el ambiente de las cortesanas y en las tertulias, y de ahí saca para vivir. Por el contrario, es un *vidushaka*, un bufón el que tiene una cultura limitada, le gusta hacer reír y goza de confianza.

Para las cortesanas y para los hombres elegantes son los ministros encargados de la paz y de la guerra. Vale también este planteamiento para las monjas mendicantes, las rasuradas, las mujeres de costumbres ligeras y las viejas cortesanas, que conocen las

---

te, armado con un arco en el que la cuerda está formada con abejas en el enjambre, y las flechas son flores. La fiesta de la primavera, dedicada a él, es la más explícita "fiesta del dios amor". El *ashoka*, árbol consagrado al dios amor, al que las mujeres suelen rendir homenaje. Unido al dios amor estaba también el carnaval hindú, celebrado el día de luna llena del mes de Phalguna (febrero-marzo), derivado de una fiesta de la fertilidad; en este día la gente se rociaba mutuamente, de broma, con polvos y líquidos rojos. Durante el "día de la litera", en el mes de Shravana (julio-agosto), la imagen del dios amor venía adorada sobre una especie de litera o columpio.

artes.

El que vive en un pueblo debe despertar el interés de sus familiares inteligentes y curiosos, describiendo la vida de los hombres elegantes y suscitando en ellos el deseo, y compórtese exactamente igual; promoviendo las tertulias, alegrando a la gente, yendo a visitarla, prestando su ayuda a las obras emprendidas y haciendo favores. Es la vida del hombre elegante.

Valgan unas estrofas sobre el particular:

Quien con lenguaje ni demasiado refinado
ni demasiado popular
mantiene la conversación en las tertulias
puede gozar de alta estima entre la gente.

El hombre precavido no debe pisar
una tertulia que todos aborrecen,
entregada a desórdenes,
pues sólo pretende perjudicar a los demás.

El hombre sabio triunfa en el mundo,
si frecuenta una tertulia
que satisface a la gente
y se ocupa simplemente de entretener.

EXAMEN DE LOS AMANTES, DE LOS AMIGOS Y DE LA FUNCIÓN DE LOS ALCAHUETES

El amor dirigido a una mujer que no ha tenido otro hombre, en paridad de rango dentro de las cuatro clases sociales y según las escrituras, da hijos, confiere honor y corresponde a los usos del mundo[31]. Lo opuesto, y prohibido, es el amor con mujeres de clase superior[32] y casadas con otro. El amor con mujeres de clase inferior, no expulsadas de la sociedad, con prostitutas y con viudas que se han vuelto a casar no se prescribe ni se prohíbe, pues sólo vale para el placer. En este ámbito, las amantes son de tres tipos: doncella, viuda que se ha vuelto a casar y prostituta.

Teniendo en cuenta otros motivos, también es una posible cuarta amante la mujer casada con otro, dice Gonikaputra. Este caso se da cuando un hombre piensa: «Se trata de una mujer sin escrúpulos. Seguramente, de alguna forma, ha puesto en entredicho varias veces su buena conducta; unirse a ella es igual que unirse a una prostituta, no supone una trasgresión de la ley sagrada, aunque sea de clase social superior». «Se trata de una viuda que se ha vuelto a casar; ya ha pertenecido a un hombre, ha sido poseída por algún otro; la situación no suscita duda alguna».

O en caso de que el hombre establezca: «Ésta ejerce una fuerte presión sobre el marido, un gran señor con muy buenas relaciones con mi enemigo; si

---

[31] Es la mujer con la que se pueden, más aún, se deben contraer legítimas nupcias para realizar el *dharma*.

[32] Este matrimonio está universalmente desaconsejado: se define como *pratiloma*, o sea, "contrario al orden natural"; cuanto mayor sea la diferencia más despreciable será la unión, y normalmente la prole caerá en una posición inferior a la de sus padres en la escala social.

se hace íntima mía, alejaré, por afecto, a su esposo de ese individuo». «Hará cambiar la opinión de su marido, que me es hostil, tiene poder y pretende causarme perjuicios». «A través de ella ganaré a un amigo al marido, y gracias a él sabré quién está conmigo y quién en contra o podré hacer algo que resulta difícil». «Conseguida la intimidad con ella, mataré a su marido y obtendré el poder que éste tiene».

O también: «Frecuentarla no supone ningún riesgo y trae ventajas; para mí, que soy pobre, no tengo medios de subsistencia. Así me apoderaré sin esfuerzo de sus extraordinarias riquezas». «Ella conoce mis puntos débiles, y está muy enamorada de mí; si la rechazo, me arruinará divulgando mis debilidades». «Me acusará de un delito no cometido, creíble y difícil de rechazar, por lo que podré acabar en la ruina». «Indispondrá contra mí a su poderoso y dócil esposo, y lo llevará a alinearse con todos los que me odian; o hará ella misma causa común con ellos». «Su marido ha violado mi harén, y por esto le pagaré corrompiendo a sus esposas». «Por encargo del soberano lograré matar a un enemigo suyo, que está escondido en su entorno.»

O, por último: «Otra mujer, a la que quiero, se acuesta con ella. A través de ella la puedo conseguir». «Ella me proporcionará una doncella, inalcanzable por cualquier otro medio, que está sometida a ella, rica y guapa». «Mi enemigo se ha hecho íntimo de su esposo; a través de su mujer le haré probar una poción envenenada». Por éstos y otros motivos parecidos se puede seducir a la esposa de otro hombre. Y por ese motivo el adulterio no sólo se ha de realizar por pasión. Son distintas razones para unirse a la esposa de otro.

Por idénticos motivos es un quinto tipo de amante, según Charayana, una viuda ligada a un alto funcionario o al rey, o relacionada parcialmente con ellos, a otra a la que se confían responsabilidades. Para Suvarnanabha, un sexto tipo es una monja mendicante con las mismas características. Ghotakamukha opina que una séptima categoría corresponde a la hija de una cortesana o a una sierva aún vírgenes. Es un octavo tipo, para Gonardiya, la joven de buena familia que ha superado la infancia, ya que con ella se procede de forma distinta.

Sin embargo, dado que el fin no difiere, también estas amantes están incluidas en las que hemos nombrado con anterioridad; por esto, Vatsyayana opina que las categorías de amantes son sólo la doncella, la viuda que se ha vuelto a casar, la prostituta y la esposa de otro. Algunos enumeran como quinta categoría a los eunucos, como algo distinto.

El hombre amante conocido por todos es de un solo tipo; un segundo tipo es el secreto, que consigue algo particular. En función de los méritos o por falta de éstos, se puede reconocer si es excelente, medio o ínfimo. Expondremos cualidades y defectos de los amantes hombre y mujer en la sección de las prostitutas.

Éstas son las mujeres a las que no hay que frecuentar nunca: a una leprosa; a una loca; a una expulsada de la sociedad; a la que revela secretos; a la que expresa sus ganas en público; a la que casi ha superado la juventud; a la que es demasiado blanca, o demasiado negra; a la que huele mal; a una ligada por parentesco; a una amiga; a una monja, y a las esposas de los familiares, de los amigos, de los sabios brahmanes o del rey.

Los discípulos de Babhravya opinan que se pueden mantener relaciones con cualquier mujer que haya tenido cinco hombres; Gonikaputra dice que, a excepción de las esposas de los familiares, de los amigos, de doctos brahmanes o del rey.

Es un amigo el hombre con el que jugamos de niños; el que está vinculado por un favor; el que tiene igual carácter e inclinaciones; un compañero de estudios; quien conoce los puntos débiles y los secretos, o al que se le conozcan, y el hijo de la nodriza, crecido con él.

Un amigo perfecto es el hereditario, cuyo bisabuelo era ya amigo de su bisabuelo; el que mantiene la palabra, que no es un veleta, dócil, constante, de carácter no codicioso, que no se deja influenciar y no divulga las decisiones. Son amigos: el lavandero, el barbero, el florista, el droguero, el tabernero, el monje mendicante, el pastor de vacas, el vendedor de betel, el joyero, el *pithamarda*, el *vita*, el *vidushaka*, y otros parecidos. Los hombres elegantes deben ser amigos hasta de sus esposas, dice Vatsyayana.

Realiza las funciones de alcahuete el amigo común de los amantes, sincero con ambos, y sobre todo el que goza de total confianza de la enamorada. Las dotes del alcahuete son: destreza, audacia, capacidad de comprender actitudes y expresiones, ausencia de desorientación, conocimiento de los puntos débiles de los demás, que impone autoridad, dotes para engañar, conocimiento del lugar y del tiempo oportunos, rapidez de reflejos a inmediata comprensión, acompañada de un sabio recurso a estratagemas.

Una estrofa sobre el particular:

Un hombre dueño de sí,
con muchos amigos a inteligente,
que conoce el carácter
y distingue el tiempo y el lugar,
conquista sin hacer grandes esfuerzos
incluso a la mujer más difícil de conseguir.

LA UNIÓN ERÓTICA

Los distintos tipos de amante masculino, en relación con el órgano sexual, son liebre, toro, caballo. La amante, por el contrario, puede ser cierva, yegua o mujer elefante. En este ámbito, cuando la relación tiene lugar a la par, se dan tres uniones iguales. En caso contrario, existen seis desiguales[33].

Entre las desiguales, si la preponderancia es del hombre, cuando la relación se efectúa entre categorías contiguas, son posibles dos uniones altas. No contigua, existe una sola unión superior[34]. Si la preponderancia es de la mujer, por el contrario, entre categorías contiguas, se dan dos uniones bajas, y, no contigua, una unión inferior. Entre éstas, las uniones iguales son las mejores; las peores, las marcadas por el comparativo. Las otras son moderadamente buenas. Incluso en una situación media, una unión defi-

---

[33] Se alude, sin duda, a las posibles combinaciones entre los distintos tipos de amantes; por ejemplo, la unión entre hombre liebre y mujer cierva es "igual", mientras que entre liebre y yegua es "desigual".

[34] Una unión "alta" es, por ejemplo, la de hombre toro y mujer cierva; la unión "superior" es entre categorías extremas, o sea, caballo y cierva. El mismo planteamiento, al revés, vale para las uniones llamadas bajas y para la "inferior".

nida "alta" es preferible a una definida "baja". Son las nueve uniones según las medidas.

Quien, en el momento de los abrazos, está desganado, tiene poca virilidad y no aguanta los azotes cariñosos es un hombre de pasión débil. En antítesis con esto hay amantes de pasión moderada o ardiente; y lo mismo vale para la enamorada. También en esto, como respecto a las medidas, los tipos de unión son nueve. En relación con la duración, los amantes pueden ser velo ces, medios o lentos. Hay diversidad de opiniones respecto a la mujer. Hay quien sostiene que ella no consigue la satisfacción igual que el hombre, sino que su deseo viene aplacado de forma continuada por el macho. Este deseo produce, si viene acompañado de la alegría de la conciencia, un placer distinto, en el que la mujer tiene el conocimiento del deleite. Por otra parte, ni siquiera el placer del hombre pertenece a las categorías definibles por un acto cognoscitivo; y no basta informarse: «¿Cómo es tu placer?»[35] Entonces, uno podría objetar: ¿Cómo se puede entender que el placer de la mujer es distinto? Porque el hombre, llegado al orgasmo, se para, según sus deseos, sin preocuparse de la mujer; ella, sin embargo, no se comporta igual. Es lo que afirma Svetaketu.

---

[35] El sentido es el siguiente: el placer del hombre pertenece a la conciencia, va más allá de la esfera de los sentidos; por esto no se puede conocer, cuando por conocimiento se entiende la percepción directa. Además, dado que ni la mujer ni el hombre pueden experimentar nunca una forma de placer distinta a la suya, es imposible una comunicación real sobre el particular entre ellos.

Se puede rebatir: cuando el enamorado lo prolonga mucho, las mujeres quedan satisfechas; mientras que, si es veloz, sin reparar en que ellas hayan conseguido la satisfacción, éstas se irritan. Todo esto indica que ellas han conseguido, o no, la satisfacción. No es un planteamiento válido, pues la simple satisfacción del deseo se aprecia, si dura mucho. Y como subsiste la duda, la objeción no demuestra nada. Svetaketu concluye:

En la unión, el hombre acalla
el deseo de la mujer;
si va acompañado de conciencia,
se llama satisfacción.

Para otros, la joven consigue la satisfacción de forma continuada, desde el inicio; el hombre, por el contrario, sólo al final. Esto parece lógico; efectivamente, si ella no consiguiese el deleite, no tendría lugar la concepción. Es la opinión de los discípulos de Babhravya.

Ni siquiera el hecho de que las mujeres queden satisfechas por los amantes que lo prolongan mucho, ni al revés, basta para disipar las dudas. Se podría rebatir: si las mujeres alcanzan el placer de forma continuada, no es normal que al inicio se sientan indiferentes y sin muchas ganas; luego, gradualmente, se vuelvan apasionadas sin preocuparse del cuerpo, y al final deseen parar.

Esto no quiere decir, en realidad, nada. Para el torno del alfarero, o para la peonza, el hecho de girar es algo constante, parece normal que, cuando uno de estos objetos gira, al principio sea lento, y luego, gradualmente, alcance el máximo de velocidad. En cuanto al deseo de parar, tiene lugar porque se ha terminado el semen. Por este motivo, no hay una objeción contundente. Para los discípulos de Babhravya, las cosas están así:

Los hombres gozan al final del amor,
y las mujeres en continuidad;
el deseo de pararse surge
porque se ha terminado el semen.

Basándonos en esto, Vatsyayana opina que la manifestación de placer de la mujer hay que juzgarla igual a la del hombre: ¿Cómo podría haber una diferencia de resultados, si la especie humana es la misma, y los dos buscan lo mismo? ¿Quizá por la diversidad de instrumentos y de conciencia? ¿Pero cómo? La diversidad de instrumentos es por naturaleza: el hombre es la parte activa, la mujer la parte pasiva. El agente realiza una función, la parte pasiva obtiene otra; o sea, dada la diversidad de instrumentos, hay también por naturaleza una diferencia de conciencia. El hombre queda satisfecho, cuando piensa: «Yo la conquisto»; y la mujer queda satisfecha, al pensar: «Me ha poseído». Es la opinión de Vatsyayana.

Se podría objetar: dada la diversidad de instrumentos, ¿no debería darse también una diferencia de resultados? La diversidad de instrumentos está fundada en la desigualdad de características: agente y parte pasiva; pero la diferencia de resultados, sin base lógica, sería algo impropio, ya que no existe diversidad de especie.

Llegados a este punto, se podría objetar: los que obran juntos realizan una sola cosa; pero los dos amantes cumplen por separado su fin. Por esto, el planteamiento no es correcto. Es evidente que se consigue más de una meta a la vez, como en el choque de dos carneros, cuando rompen uno contra otros dos frutos de *kapittha*, o en la pelea entre dos luchadores. Si se objeta que aquí no hay disparidad entre los agentes, la respuesta es que en nuestro caso ni siquiera la diversidad es esencial; se ha dicho antes que la diferencia de instrumentos es así por naturaleza. Lo que nos lleva a la conclusión de que los dos amantes alcanzan también igual satisfacción. Concluye Vatsyayana:

Ya que la especie no es distinta,
el esposo y la esposa buscan el mismo placer;
por esto hay que acariciar a la mujer
para que ella
sea la primera en alcanzar el deleite.

Demostrada la igualdad, hay, como en el caso de las medidas, nueve tipos de unión según la duración, y, basados en ésta, también según el temperamento. Los sinónimos de 'orgasmo' son: placer, deleite, amor, satisfacción, pasión, eyacular, cumplir. Los sinónimos de 'hacer el amor' son: relación sexual, unión, tabú, acostarse, éxtasis. Como cada una de las uniones producidas por la medida, duración y temperamento es de nueve tipos, resulta imposible, cuando éstos se mezclan, indicar los distintos modos del amor, son amplísimos. En cada uno, dice Vatsyayana, se deben usar con criterio las iniciativas eróticas.

Durante la primera unión el hombre es ardiente y veloz, al contrario que en las sucesivas. La mujer, sin embargo, es al revés, hasta que se termina el semen. Se suele decir que el hombre agota el semen antes que la mujer.

> Por el hecho de ser tiernas,
> gracias a las caricias y por naturaleza;
> las mujeres llegan al placer de prisa,
> así lo han establecido los maestros.

> Hasta aquí los sabios han expuesto
> la doctrina de la unión:
> para enseñar a los menos preparados,
> pasemos ahora a una descripción detallada.

Distintas clases de amor

> Los expertos en los tratados dicen
> que el amor es de cuatro tipos:
> por práctica y por conciencia,
> por convencimiento y por sensualidad.

> El amor que nace de una percepción,
> y tiene como característica la reiteración,
> hay que considerarlo amor "por práctica",
> como sucede con la caza o actividades parecidas.

El amor por acciones nunca antes realizadas,
que no se basa en objetos sensoriales,
sino que nace de una idea,
será amor "por conciencia".

Esto se reconoce en el amor con la boca
de los eunucos o de las mujeres,
y en las distintas iniciativas
como besos y otras cosas parecidas.

Quien conoce los tratados llama
amor hecho "por convencimiento",
si piensa: «¡Es eso realmente»,
cuando la causa del afecto es otra.

El amor evidente, conocido por todos,
es el que descansa en los objetos de los sentidos,
porque da los frutos más importantes:
de éste adquieren significado también los otros.

Una vez examinados según el tratado
estos tipos de amor definidos,
se pondrán en práctica de la forma adecuada,
basándose en cómo se nos presentan.

ANÁLISIS DE LOS ABRAZOS

La parte sobre la unión erótica se denomina "sesenta y cuatro", porque hay sesenta y cuatro apartados. La opinión de algunos maestros es que con "sesenta y cuatro" se indica un tratado sobre el amor como éste. O, dado que las artes son sesenta y cuatro, y éstas forman una rama de la unión erótica, el conjunto de las artes se denomina "sesenta y cuatro". Algunos sostienen que, como también las diez secciones que forman el *Rigveda* se llaman así, y también en este caso subsiste una relación con el término 'diez', a la vez que una conexión con Pañchala, los expertos del *Rigveda* utilizan esta denominación a título honorífico. Para los discípulos de Babhravya la unión tiene ocho aspectos: abrazos, besos, arañazos, mordiscos, maneras de acostarse, emitir gemidos, tomar la parte del hombre y el amor con la boca; y cada uno de éstos tiene ocho variedades distintas, por eso existen ocho grupos de ocho, que hacen sesenta y cuatro. Sin embargo, parece evidente que algunos de estos ocho grupos de variedades tienen como veremos un menor número de formas, al mismo tiempo que otros tienen más; además, entran en este ámbito también otros agrupamientos, como pegar, gritar, las iniciativas del hombre, las uniones extraordinarias y otros más; por este motivo, la opinión de Vatsyayana es que "sesenta y cuatro" es una forma de expresarse, como se habla del árbol "sietehojas" o del arroz "cincocolores".

O sea, para dos amantes que aún no se han unido existen cuatro tipos de abrazos, que sirven para mostrar los signos del amor: el abrazo que roza, que traspasa, que frota y que aprieta. En cada caso ya se indica la forma de actuar con el término utilizado como definición.

Cuando la mujer que pretendemos amar se presenta ante nosotros, si el hombre da un paso adelante con cualquier pretexto, y toca su cuerpo, se tiene el abrazo "que roza". Cuando el hombre que se debe conquistar está de pie o sentado en un lugar apartado, y la enamorada, al recoger algo, lo aprieta con fuerza con su seno, y él la agarra, abrazándola, es el abrazo "que traspasa". Ambos tienen lugar cuando todavía los dos no han hablado mucho entre ellos.

Si en la oscuridad, entre la gente o en un sitio solitario, caminan despacio y sus cuerpos se restriegan uno contra otro durante un corto espacio de tiempo, se tiene el abrazo "que frota". El mismo, cuando se aprieta fuerte contra una pared o columna, trabándose, se convierte en abrazo "que aprieta". Es tos dos tienen lugar entre los que conocen recíprocamente su estado de ánimo.

Enredarse en la liana, escalar el árbol, sésamo y arroz, leche y agua son los cuatro abrazos en el momento de la unión. La mujer, acercándose como una liana a un árbol sala, hace que la cara del hombre se incline para besarle; o, levantado ella la cara, pegada a él, entre ligeros gemidos, se queda un rato contemplándolo tiernamente: es el "enredarse en la liana". En caso de que la mujer apoye un pie en el pie del amante y ponga el otro en el muslo, y con éste se ciñe, echa un brazo por su espalda y con el otro le hace inclinar los hombros, y gimiendo y arrullando, poco a poco, quiere trepar para besarlo, se tiene el "escalar el árbol". Estos dos abrazos se realizan estando de pie. Una vez acostados, los amantes se abrazan muy fuerte, entrecruzando los muslos y los brazos, casi en una lucha: es el "sésamo y arroz". Ciegos de pasión, sin preocuparse si se hacen daño, como si quisieran entrar uno en la otra, mientras ella está sentada en sus rodillas, ante él, o están encima de la cama: es el "leche y agua". Estos dos abrazos tienen lugar en el momento de la pasión.

Hasta aquí se han expuesto las distintas formas de abrazo según Babhravya. Sin embargo, Suvarnanabha enumera aún cuatro tipos de abrazo con una sola parte del cuerpo. Si un amante aprieta con todas sus fuerzas, haciendo con sus muslos una traba, sobre uno o sobre los dos muslos del otro, se tiene el "abrazo con los muslos".

Con el vientre apretando el vientre, la mujer, mientras sacude su larga cabellera, sube por el hombre, para arañar, morder, pegar y besar: es el "abrazo del vientre".

Con los senos cruzando por su pecho, descansa todo el peso: es el "abrazo con el seno". Unida boca con boca, los ojos con los ojos, golpea la frente contra la frente: es el "adorno de la frente".

Algunos consideran que incluso el masaje es un tipo de abrazo, ya que tiene lugar un contacto. Vatsyayana no está de acuerdo, pues el masaje se produce en un momento distinto, es divergente en el fin y no es una acción común de los dos amantes.

A los hombres que preguntan
o quieren conocer,
incluso a los que exponen
toda la doctrina de los abrazos
les nace el deseo del amor.

También otros abrazos,

que no hemos considerado,
pero que atizan la pasión,
hay que utilizarlos con diligencia,
pues conducen a la unión.

El ámbito de los tratados llega
hasta que los hombres empiezan a excitarse;
una vez puesta en movimiento
la rueda del placer,
ya no vale ni libro ni orden fijo.

VARIEDADES DEL BESO

No hay un orden establecido para los besos, arañazos y mordiscos, ya que se dan en momentos de excitación. Se recurre a los mismos, generalmente, antes de la unión, mientras a los golpes y gemidos durante el desarrollo de ésta. Vatsyayana sostiene, por el contrario, que todo se puede hacer en cualquier momento, ya que la pasión no conoce deferencias. Durante la primera unión conviene valerse de los mismos, con una mujer que ya sienta confianza, no demasiado abiertamente y en forma alternativa; en las siguientes, se practiquen con mucho ardor y en grupos particulares, para inflamar el deseo. Se besa la frente, la cabellera, las mejillas, los ojos, el pecho, los senos, los labios y la boca; en Lata también la ingle, los sobacos y la zona por debajo del ombligo. A causa de la excitación, y por las costumbres locales, hay muchos otros sitios, pero no todas las personas tienen que recurrir a los mismos; es la opinión de Vatsyayana.

Los besos de la doncella son tres: comedido, palpitante, que toca. Si ésta, casi obligada, posa su boca en la boca del otro, pero sin hacer ningún movimiento, se tiene el beso "comedido". Cuando, todavía un poco avergonzada, desea coger el labio inferior del amante, que éste ha insinuado en su boca, y hace vibrar su labio inferior, pero no lo consigue, es el beso "palpitante". Si apenas aprieta, con los ojos cerrados y tapando con las manos los ojos del enamorado, y lo toca con la punta de la lengua, es el beso "que toca".

El resto de los besos son de cuatro clases: de frente, de soslayo, vago y apretado. Hay además un quinto modo de beso "apretado": cuando se sujeta entre dos dedos el labio inferior del amante, y se le presiona con los labios abiertos en forma de copa, sin usar los dientes.

En tales circunstancias se puede iniciar un juego, que consiste en esto: gana el primero que bese el labio inferior del otro. Cuando pierde la mujer, ésta debe, con lágrimas, mover las manos, rechazar, morder, soltarse y, en caso de ser mantenida a la fuerza, discutir; proponga una nueva apuesta y, vencida de nuevo, se enfade aún más. Cuando el enamorado esté demasiado confiado o distraído, ella agarre su labio y, sujetándolo con los dientes, impida que se le escape; entonces se ría, grite, amenace, brinque, pida testimonios y dance; y, agarrándole del pelo, con la cara donde las cejas ondulan de risa y los ojos tiemblan, haga una serie de comentarios. Es la disputa de amor durante el juego del beso.

El mismo planteamiento también vale para las disputas durante los juegos de arañazos, mordiscos y golpes. A estas disputas sólo recurren los amantes ardientes, ya que les caen bien.

Si mientras la enamorada besa al hombre, le aprieta el labio superior, se tiene el "beso del labio superior". Cuando se besa agarrando con los labios, en una especie de traba, los labios del otro, es el beso "en forma de copa", que se ofrece a una mujer o a un hombre en el que aún no han aparecido los signos de la pubertad. Y en éste, si el hombre toca con la lengua los dientes, el paladar o la lengua de ella, se tiene la "disputa de la lengua". Y esto también vale cuando la boca y los dientes se agarran y se ofrecen con fuerza, o sea, las "disputas" de la boca y de los dientes.

En otras partes del cuerpo el beso puede ser, según el lugar, comedido, apretado, curvilíneo y delicado. Son los distintos tipos de beso.

Si la mujer, contemplando la cara del amante adormecido, lo besa como desea, es el beso "que enciende la pasión". Cuando un enamorado está descuidado, o está discutiendo, o distraído con alguna otra cosa o querría dormir, el beso para quitarle el sueño y otras causas de frialdad se llama "que distrae".

Si él llega tarde por la noche y besa a gusto a la enamorada, que duerme en la cama, es el beso "que despierta". Por tanto, en caso de que la mujer desee sondear los sentimientos del amante, puede fingir que duerme, después de haberse enterado de la hora de su llegada.

Besar en un espejo, en una pared o en el agua la imagen reflejada de la amada es un gesto que vale para revelar el estado de ánimo. Cuando se besa a un niño, una pintura o una estatua, se tiene el beso "transferido", y lo mismo vale para el abrazo. Algo parecido tiene lugar cuando por la noche, durante un espectáculo o entre familiares, el hombre, que está junto a la amada, le besa los dedos de la mano o, si está echado, los dedos del pie. Cuando, por último, una mujer que da masajes, para mostrar al hombre su estado de ánimo, coloca el rostro en sus muslos, como si estuviera vencida por el sueño y sin ningún tipo de deseo, y se los besa, y también el pulgar de los pies, son besos "que cortejan".

Intercámbiense todas las acciones,
un golpe con otro golpe,
y por el mismo motivo
un beso con otro beso.

DISTINTAS FORMAS DE ARAÑAR

Cuando la pasión es arrolladora, se recurre a los arañazos, que consisten en producir rasguños. Se utilizan en la primera unión, a la vuelta de un viaje o a la partida, cuando la amante encolerizada se ha tranquilizado y se la emborrachado; pero no siempre tienen lugar entre dos enamorados no ardientes. Vale exactamente igual para los mordiscos, pero ténganse en cuenta las costumbres.

Los arañazos tienen ocho variedades, basándose

en la forma: el crepitante, la media luna, el círculo, la línea, la garra de tigre, la marca de pavo real, el salto de la liebre, la hoja de loto azul. Los sitios son: sobacos, senos, cuello, espaldas, vientre y muslos. Suvarnanabha opina que, una vez que se ha puesto en movimiento la rueda del placer, no se hace distinción entre sitio adecuado y no adecuado.

Por este motivo los amantes ardientes tengan las uñas de la mano izquierda recién cortadas y con dos o tres puntas. Atravesadas por una línea, regulares, relucientes, limpias, no rotas, que crezcan, suaves y de aspecto flexible: así son las uñas bonitas.

Los hombres de Gauda suelen tener uñas largas, que hacen la mano muy atractiva y atrapan, cuando se ven, a los corazones femeninos. Los habitantes del Sur, sin embargo, las tienen cortas, pues así pueden soportar cualquier tipo de trabajo y se adaptan al placer de realizar las distintas clases de arañazos. En el Maharastra las tienen medias, y participan de las cualidades de ambos tipos.

Cuando, manteniendo las uñas bien juntas, se tocan suavemente las mejillas, los senos o el labio inferior, sin que quede señal alguna, y por el simple toque se levanta el vello, y al chocar las uñas surge un sonido, se tiene el arañazo "crepitante". Se emplea con la mujer a la que queremos conquistar, al darle masajes en el cuerpo, se le hacen cosquillas en la cabeza, se le aprieta un granito para turbarla y asustarla.

Si se imprime con las uñas una marca curva en el cuello y en la curva del seno, se tiene una "media luna". Dos de éstas, puestas una frente a otra, forman el "círculo", se hacen por debajo del ombligo, en los hoyuelos de las caderas y en la ingle.

En todas las partes se puede imprimir una "línea" no demasiado larga. Ésta, muy curvada, es la "garra de tigre", que llega hasta la punta del seno. Si luego se traza una línea con las cinco uñas hasta el pezón, es la "marca de pavo real"; se realiza en una mujer que quiere alardear de sus amores. Si las marcas de las cinco uñas están muy cerca del pezón, se tiene el "salto de la liebre". Una especie de hoja de loto, impresa en la curva del seno o en la cintura, es la "hoja de loto azul". Tres o cuatro líneas contiguas en los muslos o en la curva del seno sirven para recordar al que sale de viaje. Así se utilizan las uñas.

Además, se deben imprimir otros arañazos con formas distintas. Algunos maestros comentan: desde el momento en que las variedades son innumerables, infinitas las posibilidades dictadas por la experiencia y práctica sin límites, y, además, como el arañazo nace de la pasión, ¿quién puede examinar los distintos modos? Pero, aunque la excitación sea viva, se desea la variedad y con ésta suscitar la pasión recíproca. Las cortesanas hábiles y sus amantes se desean mutuamente; sin embargo, en el tratado sobre la ciencia del tiro con arco y en otros manuales sobre armas se pide variedad; por este motivo, considera Vatsyayana, con mucha más razón hay que solicitar ésta en este campo.

Sin embargo, uno no debe comportarse así con las mujeres casadas con otro; a éstas se les pueden imprimir marcas especiales en sitios escondidos del cuerpo, como recuerdo, y porque esto, sin duda, aumenta la pasión.

Cuando una mujer descubre
arañazos en lugares secretos,
aunque desde hace tiempo esté olvidado,
le devuelve como nuevo un amor sincero.

Si en mucho tiempo no se vive la pasión,
el amor se evapora;
si falta el arañazo,
el amor lamentará el descuido.

Quien contempla a una joven de lejos,
en cuyo seno han gozado sus uñas,
aunque sea un extraño, aumenta la estima
y se inflama el deseo.

El hombre adornado en ciertos lugares
con marcas de uñas
hace vacilar, es una norma, el corazón
más firme de una mujer.

No hay modo más eficaz
para acrecentar la pasión
que el que se realiza
con las uñas y con los dientes.

REGLAS PARA MORDER

Se muerden las mismas zonas que se besan, menos el labio superior, dentro de la boca y los ojos.

Regulares, lisos y brillantes, con su color, tamaño justo, apretados y puntiagudos: son los dientes bonitos. Defectuosos son los mellados, con una veta, romos, irregulares, malformados, grandes, distantes.

Los mordiscos son: oculto, hinchado, el punto, la guirnalda de puntos, el coral y gema, el collar de gemas, la nube quebrada, el mordisco de jabalí.

El mordisco "oculto" se reconoce sólo por el color, apenas enrojecido. El mismo, si resalta, se convierte en mordisco "hinchado". Si ambos tienen lugar en el labio inferior nos dan un "punto".

El mordisco "hinchado" y el "coral y gema" se pueden imprimir en la mejilla. El beso del pendiente de flores en la oreja y los arañazos y los mordiscos suelen adornar la mejilla izquierda.

El "coral y gema" se realiza apretando reiteradamente dientes y labios; el "collar de gemas" es igual, pero en una mayor extensión. El "punto" se tiene cuando se aprieta entre dos dientes, como trabando, una porción de piel; la "guirnalda de puntos", si se realiza con todos los dientes. Por canto, el "collar" y la "guirnalda" hay que realizarlos en el cuello, en los sobacos y en la ingle; la "guirnalda de punto", en la frente y en los muslos. Parecido a un círculo, con salientes irregulares, es la "nube quebrada", que se realiza en la curva del seno. Numerosas líneas de huellas de dientes, largas y contiguas, interrumpidas con espacios cobrizos forman el "mordisco de jabalí", que se dará en la curva del seno. Ambos se prestan en amantes ardientes. Son los distintos tipos de mordiscos.

Se pueden imprimir arañazos, mordiscos, como

señales de cortejo, en los distintivos de la frente, en los adornos de capullos para las orejas, en la coronita de flores, en la hoja de betel o de *tamala* de la mujer a conquistar.

Hay que cortejar a las mujeres según las costumbres locales.

Las habitantes de Madhyadesa, en general arias[36], mantienen una conducta pura y detestan los besos y las marcas de uñas y dientes. Dígase lo mismo de las mujeres de Bahlika y del Avanti, que tienden a las llamadas uniones extraordinarias.

A las de Malava y de Abhira les gustan, sobre todo, los abrazos, los besos y los cardenales hechos con uñas y dientes, pero rechazan las heridas, y hay que conquistarlas con azotes cariñosos.

Las habitantes de la región entre los ríos[37], de los que el Indo es el sexto, suelen practicar el amor con la boca.

Las del extremo Occidente y de Lata son fogosas y emiten gritos apagados. En el Strirajya y en Koshala les gustan los golpes fuertes, son salvajemente apasionadas y aprecian, sobre todo, los mecanismos artificiales.

Las mujeres del Andhra son delicadas, buscan el placer, tienen deseos impuros y modales corteses.

---

[36] Los pertenecientes a las tres primeras clases sociales.
[37] Se alude al Punjab, que significa "región de los cinco ríos".

Las del Maharashtra se inflaman al emplear las sesenta y cuatro artes, les gustan las palabras groseras y en la cama son ardorosamente decididas. Ló mismo que las que viven en la capital (en Pataliputra), pero lo demuestran en secreto.

Las mujeres del Dravida, aunque al principio uno empiece acariciándolas, se excitan poco a poco. Las de Vanavasa son moderadamente apasionadas, soportan todo, tapan su cuerpo, se ríen de los demás y evitan a los hombres criticables y vulgares. Las de Gauda hablan con dulzura, son muy afectuosas y tienen cuerpos delicados.

Para Suvarnanabha, las costumbres que dependen del carácter tienen mayor valor que las costumbres del lugar; para él no existen usos locales. Es necesario, además, tener presente que con el tiempo los usos, hábitos y juegos pasan de un país a otro. Entre los abrazos y otras prácticas, lo que precede es siempre el mejor medio para encender la pasión, y lo que sigue es lo más sorprendente.

> La herida que un hombre
> hostigado pueda infligir,
> sin que la acepte la mujer,
> tiene que ser pagada con el doble.

> Devuelva el "punto" con una "guirnalda",
> la "guirnalda" con una "nube quebrada";
> realice sus disputas de amor,
> como si estuviera enfadada.

> Le levante la cara, agarrándole

del cabello, y beba en su boca;
abrazándole, empujada por la embriaguez,
muérdalo en todas las partes.

Abrazada al curvo pecho del amante,
le levante la cabeza hacia arriba
e imprima en su cuello un "collar de gemas"
y todo lo que sepa.

Incluso de día se ría,
sin que lo noten los demás,
de las marcas que ella le ha dejado,
si el amante las exhibe entre la gente.

Insinuando un mohín con la boca
y reprochando al enamorado,
como si estuviera enfadada, muestre las marcas
que han quedado en su cuerpo.

Cuando están bien dispuestos uno hacia el otro,
dos amantes actúan así, con pudor,
y nunca se consume su amor,
ni siquiera después de cien años.

Distintas maneras de acostarse

En el momento de pasión, en la unión "alta", la mujer cierva debe acostarse ensanchando la pelvis; la mujer elefante, en la unión "baja", contrayéndola. Cuando la unión es igual, se acostará de espaldas. El mismo planteamiento se aplique también a la mujer yegua.

Entonces ella recibe con la vagina al amante, y, sobre todo en la unión baja, los instrumentos artificiales. Que se abre, que bosteza, de Indrani[38]: estas tres posturas corresponden en particular a la cierva. La "que se abre" se realiza manteniendo la cabeza hacia abajo y levantando la pelvis. Hay que facilitar la salida. Si la mujer recibe al amante levantado los muslos oblicuamente, se tiene la postura "que bosteza". Cuando tiene los muslos levantados oblicuamente y cierra las rodillas, es la postura "de Indrani", que se aprende con la práctica. Con ésta se puede realizar incluso la unión considerada superior.

En la unión baja, se recibe al amante con la postura "en forma de copa", y también en la unión inferior. Para la mujer elefante valen estas posturas: en forma de copa, que aprieta, que se enreda y de la yegua.

Si los pies de ambos están estirados se tiene la "forma de copa". Ésta es de dos tipos: la "copa sobre un costado" y la "copa hacia arriba", pues así re realiza. Quien yace sobre un costado tiene que acostarse al lado de la mujer echada sobre el costado derecho: es una norma universal.

Si la mujer, mientras hace el amor en la postura en forma de copa, cierra con fuerza los muslos, se tiene la unión "que aprieta". Cuando cruza las piernas, es la postura "que enreda". Si, como una yegua, aprieta con mucha fuerza, es la postura "de la yegua", que se consigue con la práctica; se da sobre

---

[38] Es la esposa de Indra, el rey de los dioses en los *Veda*.

todo entre los habitantes del Andhra. Son las distintas maneras de acostarse, según Babhravya.

Para Suvarnanabha, por el contrario: si los dos muslos están levantados, se tiene la postura "muy curvada". Cuando el amante mantiene levantados los pies de la mujer, es la unión "que bosteza". La misma, con los pies doblados contra el pecho del enamorado, es la "que empuja"; si un pie está estirado, se convierte en la postura "que empuja a medias".

Cuando se pone un pie en los hombros del hombre y el otro se estira, y se alternan los movimientos, se tiene la "apertura de bambú". Si se sube un pie hasta la cabeza y el otro se estira, es el "traspasar con el palo", que se consigue con la práctica. Cuando el enamorado pone los pies plegados de la mujer en su bajo vientre se tiene la postura "del cangrejo". Si ella cruza los muslos levantados, es la "que aprieta". Cuando se cruzan las piernas por debajo de las rodillas, se consigue una postura parecida a la del loto[39]. Si la mujer abraza la espalda del amante, mientras él se da la vuelta para el otro lado, es la unión "cambiada", que se aprende con la práctica.

Suvarnanabha opina que se puede hacer el amor acostados, sentados o también de pie en el agua, y estas uniones se deben considerar extraordinarias; pues así resultan fáciles de realizar. Sin embargo, para Vatsyayana, esto no es correcto, ya que no aparece convalidado, por los sabios.

---

[39] La conocida postura meditativa del yoga.

Ahora trataremos de las llamadas uniones extraordinarias. Cuando dos jóvenes, en posición erecta, se sujetan uno a otro, o se apoyan en una pared o en una columna, se tiene la "unión de pie". Si el hombre se apoya en una pared, y la compañera, echándole los brazos al cuello, se sienta en sus manos entrelazadas, le aprieta la pelvis con los muslos y se mueve empujando con los pies contra la pared, es la "unión suspendida".

Si, por el contrario, la mujer está en el suelo, como a cuatro patas, y el amante se pone encima como un toro, es la postura "de la vaca". En este caso las espaldas reciben lo que normalmente corresponde al pecho. Partiendo de esta postura, se pueden considerar muchas otras, siempre que se trate de una unión particular a inusual: el amor del perro, del antílope, del carnero, el asalto del burro, el juego del gato, el salto del tigre, la presión del elefante, el frotamiento del jabalí, la monta del caballo.

El amor con dos mujeres que mantienen relaciones de amistad entre ellas es la "unión conjunta", y con muchas es el "rebaño de vacas". El "juego del serrallo de elegantes" y las uniones del carnero y del antílope se realizan imitando su forma de actuar.

En la región de Gramanari, en el Strirajya y en el Bahliharem varios jóvenes, sometidos a la misma ley de un harén, son maridos de cada una de las mujeres. Éstos tienen que satisfacerlas o bien cada uno por separado o todos a la vez, según las costumbres y las funciones. Uno la sostenga, otro se ocupe de la cara, otro de la vagina y otro de la parte media de su cuerpo; así deben hacerlo por turnos y variando. El mismo planteamiento vale también para la prostituta poseída por un grupo de hombres y para los que hacen el amor con las esposas de un rey.

Entre los habitantes del Sur existe también una unión baja, anal. Son las distintas uniones extraordinarias. Hablaremos de las iniciativas del hombre durante la unión, cuando tratemos del "amor como el hombre".

> Con los gestos amorosos de los animales
> pacíficos o salvajes y de pájaros,
> con éstas y otras destrezas,
> quien conoce los corazones
> acrecienta las distintas formas del placer.
>
> Cuando se aplican distintas formas de amar,
> conforme a las costumbres de ella
> y a los usos del lugar, surgen en las mujeres
> afecto, pasión y gran respeto.

UTILIZACIÓN DE GOLPES. CÓMO RECURRIR A LOS GEMIDOS APROPIADOS

La unión de los animales, dicen, se parece a una disputa, porque el amor tiene la naturaleza de una disidencia y enfado. Los golpes forman parte de la pasión. Los lugares son los hombros, la cabeza, el espacio entre los senos, las espaldas, el pubis, los costados; pertenecen a cuatro variedades: con el revés de la mano, con la mano en forma de copa, con el puño y con la palma de la mano.

De éstos, a los que corresponde un dolor, se origina la emisión de gemidos de muchas clases; hacen ocho con los gritos, que son: pronunciar el sonido 'hinn', tronar, arrullar, llorar, emitir los sonidos 'sut', 'uf' y 'pufff'. Luego hay palabras que quieren decir "mama", que expresan oposición, deseo que le dejen a uno libre, "basta" y otras con significado parecido. Además, se pueden imitar (los gritos) de la tórtola, del cuclillo, de la paloma y del papagayo, el zumbido de las abejas y (las voces) de la gallineta, de la oca, de la pata y de la perdiz, todos mezclados con gemidos.

Cuando la mujer se sienta de rodillas, se la puede golpear con el puño en la espalda. Entonces, como si estuviera enfadada, ella tiene que imitar el ruido del trueno, llorar, arrullar y devolver el golpe. Durante la unión, el hombre la golpee entre los senos con el revés de la mano, comenzando suavemente y aumentando según va creciendo la pasión, hasta el clímax. Entonces, cuando se le pega, ella emite el sonido 'hinn' y todos los demás, sin restricción, insistiendo y variando.

Cuando se le pega en la cabeza con los dedos un poco curvados mientras ella se muestra arisca y emite el sonido 'pufff', se tiene el golpe con la mano "en forma de copa". Entonces ella arrulle desde lo más profundo de la garganta e insista con el sonido 'pufff'. Al terminar la unión, se expresará con suspiros y llantos. Pronunciar el uf significa imitar el ruido, poco más o menos, de una caña de bambú que se parte; el 'pufff' se parece, por el contrario, a una baya de yuyuba que se cae en el agua.

En los casos en que recibe besos y otras prácticas de amor la mujer debe corresponder con gemidos. Si, por la pasión, se le pega con insistencia, utilice palabras que expresen oposición, deseo de que le dejen libre, "basta", invoque a su madre y grite, imitando, a la vez, el ruido del trueno entre suspiros apagados y llantos. Cuando está a punto de concluir la excitación, él golpee el pubis y los costados, desahogándose, hasta el clímax. Aquí eleve de prisa el grito de la perdiz o de la oca. Son los distintos modos de utilizar los sonidos y los golpes.

Valgan estas dos estrofas sobre el particular:

Llamamos esencia del hombre
a la rudeza y a la impetuosidad;
la impotencia, el dolor, el retirarse
y la debilidad, esencia de la mujer.

En ocasiones, por la pasión y la costumbre,
puede tener lugar una permuta,
pero no por mucho tiempo, y, al terminar,
se vuelve a la naturaleza de cada uno.

La "cuña" en el pecho, las "tijeras" en la cabeza, el "punzón" en las mejillas, las "pinzas" en los senos y en los costados: con estas variedades enumeradas, los golpes son de ocho tipos entre los habitantes del Sur. En el pecho de aquellas jóvenes se ven las cuñas y sus efectos; se trata de un use local. Para Vatsyayana es una perversidad, un comportamiento bárbaro, algo despreciable. Esto, y cualquier otro uso de las costumbres regionales, no se debe adoptar aquí. Pero incluso donde el uso es corriente se debe evitar lo que comporte peligro. Efectivamente el rey de Cola, durante la unión, dio un golpe de muerte con una "cuña" a la cortesana Chitrasena; Kuntala Satakarni Satavahana mató con las "tijeras" a la reina Malayavati; Naradeva, que tenía una mano lisiada, con un "punzón" usado a destiempo dejó tuerta a una danzarina[40].

Valgan unas estrofas sobre el particular:

Aquí no cuenta ni la enumeración
ni la observancia del tratado;
cuando ha comenzado la unión de amor,
la pasión es la única fuerza que mueve.

Ni siquiera en sueños se ven
las situaciones o los gestos de arrebato
que se pueden dar al hacer el amor,
inventados en ese mismo instante.

Como un caballo en carrera,
lanzado al galope más veloz,
ciego por el ímpetu no advierte
ni postes, ni hoyos ni precipicios,

---

[40] El reino de los Chola, en la región del mismo nombre, es el de los Pandya, que el comentario pone en relación con Naradeva, dos de los dominios en que se divide la India habitada por los tamiles, en el extremo meridional.

así en la batalla del amor,
ciegos por la pasión,
se comportan los dos amantes ardientes
y no se percatan del peligro.

Por esto el experto en el tratado aprende
la delicadeza, la fogosidad y la fuerza
de la joven, y la fuerza propia,
y por tanto obra en consecuencia.

No siempre ni con todas las mujeres
valen las destrezas del amor;
su uso debe tener en cuenta
el lugar, el país y el momento.

EL AMOR COMO EL HOMBRE. LAS INICIATIVAS DEL HOMBRE DURANTE LA UNIÓN

Si la mujer advierte que el amante está cansado por su continua entrega, pero que aún no ha apagado su deseo, puede, con su consentimiento, ponerlo debajo y prestarle ayuda con el "amor como el hombre"; o adoptar esta función por propia iniciativa, deseosa de poner en práctica algo particular, o por curiosidad del enamorado.

En este caso la mujer, levantada por el amante siempre unido a ella, lo ponga debajo, de tal forma que la unión no experimente interrupciones en el placer, y continúe ni más ni menos que como había empezado. Es la primera forma; la segunda se efectúa si, al volver a empezar, la mujer asume esta parte desde el principio.

Esparciendo las flores que adornan sus cabellos y con una risa rota por los suspiros, ella apriete, para acercarse a la cara, el pecho del amante con sus senos, y agache varias veces la cabeza; al actuar de esta forma, devuelve los mismos gestos que él había desplegado anteriormente. Diga: «¡Me has ganado, ahora me toca a mí!», riendo, amenazando y pegándole; de nuevo, muestre recato, cansancio y deseo de pararse; y debe hacer el amor tomando las mismas iniciativas que el hombre, y que ahora expondremos.

Mientras la enamorada está en la cama, y parece distraída por sus palabras, el amante le desate el nudo de la falda; si opone resistencia, le aturda besándole en las mejillas. Una vez excitado, la toque en varios sitios. Si es la primera vez que se une a él, la acaricie entre los muslos, que ella mantendrá apretados; si es una doncella, también en los senos, en las manos, en los sobacos, en los hombros, en el cuello, partes que ella intentará cubrirse; cuando se trata de una mujer sin escrúpulos, según las costumbres y circunstancias. Para besarla, la agarre con violencia, haciendo copa con los dedos, por la melena y por la barbilla. La enamorada, si se trata de la primera unión con él, o de una doncella, se muestre vergonzosa y cierre los ojos.

Durante la unión él intente descubrir, por la forma de comportarse, cómo se la puede satisfacer. Cuando la coge, debe apretarle con las partes a las que ella dirija la mirada. Es el secreto de las jóvenes, dice Suvarnanabha.

El cuerpo se relaja, los ojos están cerrados, se ha

perdido todo pudor, la unión es muy intensa; éstos son, para las mujeres, los signos del orgasmo. En caso contrario, una enamorada mueve las manos, suda, muerde, no permite al hombre que se levante, le pega con el pie y, al final del amor, prosigue más allá que el hombre. Para evitar esto, el amante debe, antes de poseerla, excitar con la mano, reuniendo la yema de los dedos, sus partes íntimas, hasta que se lubrifiquen, y luego penetrarla. Acercamiento, aleteo, puñal, muela, presión, golpe de viento, embestida del jabalí, embestida del toro, juego del gorrión, copa: éstas son las iniciativas del hombre durante la unión.

El acoplamiento común, directamente, es el "acercamiento". Cuando él menea con su mano el pene hacia todas partes es el "aleteo". Si, colocado el pubis de la mujer debajo, la posee desde lo alto, es el "puñal". Lo mismo que en la postura invertida, con ímpetu, es la "muela". Si la traspasa, y luego sigue apretando durante bastante tiempo, resulta la "presión".

Cuando, sacando bastante el pene, el hombre baja con ardor su pubis, se tiene el "golpe de viento"; la "embestida del jabalí", cuando se frota con mucha insistencia en una parte sola. Esto último, hecho continuamente sobre ambas partes, es la "embestida del toro". Cuando, sin interrumpir la unión, se para un poco y pega dos, tres, cuatro golpes, es el "juego del gorrión", que tiene lugar al final del amor. La "copa" es la acción expuesta anteriormente.

El "torno" se consigue cuando la mujer, teniendo el pene en la forma ya descrita de la yegua, insiste bastante con atraerlo hacia ella o en apretarlo. Si, unida al amante, se mueve como una rueda, es la "peonza trompo", que se consigue con la práctica. En este caso el hombre tiene que levantar su pubis. Si, por último, ella menea para todas partes la pelvis, balanceándole, es el "columpio".

Siempre unida al amante, la mujer apoye la frente contra la frente y descanse. Cuando se recupere, el hombre se vuelva de nuevo. Son los distintos modos de hacer el amor como el hombre.

Valgan unas estrofas sobre el particular:

Aunque esconda su propia naturaleza
y estén cubiertas sus expresiones,
la enamorada desvela su sentimiento,
por la pasión, cuando está encima.

Qué característica tiene la mujer
y cómo desea el deleite
se deduce perfectamente
de su comportamiento.

Pero no se permita el amor como el hombre
a una mujer en el periodo fecundo[41],

---

[41] El periodo fecundo de las mujeres dura, según Manu, doce días tras la menstruación; si el amor está prohibido durante la menstruación, acostarse con la esposa en los días sucesivos está considerado por los textos como un preciso deber conyugal. Por el comentario, la prohibición de usar esta postura erótica en tales circunstancias se debería al hecho de que el fruto de

ni a una parida, ni a una "cierva", ni a una encinta,

y ni siquiera a una demasiado gorda.

EL AMOR CON LA BOCA

El llamado tercer sexo se puede presentar de dos formas: con aspecto femenino o masculino. El que tiene rasgos de mujer debe imitar, de ésta, la limpieza del cuerpo, la voz, la gracia, el carácter, la ternura, los temores, la ingenuidad, la incapacidad de aguantar demasiado y el pudor. Cuanto, en general, se hace en la vagina se realiza aquí en la boca, y se llama "amor con la boca". Por esto quien pertenezca al tercer sexo intente conseguir el placer que viene de la conciencia y los medios de subsistencia: busque vivir como una prostituta. De esta manera se comporta quien tiene rasgos de mujer.

El que tiene aspecto masculino, por el contrario, mantenga escondido su deseo y, si quiere conseguir un amante, escoja la profesión de masajista. Durante el masaje apriete, casi en un abrazo, los muslos del otro con su cuerpo, y, una vez haya nacido una cierta familiaridad, vaya más lejos, tocando la ingle y el pubis. Llegado a este punto, cuando se dé cuenta de que el pene del hombre está excitado, lo mantenga moviéndolo con la mano, y se ría, como reprochándole su lascivia. Si aquél, a pesar de haber mostrado

---

una posible concepción resultaría de naturaleza confusa; la estrofa expresa el deseo de cuidar la salud de la mujer.

los signos del deseo y dándose cuenta de la desviación del otro, no le invita, debe tomar él mismo la iniciativa; si, por el contrario, se lo pide, se oponga y consienta tras la insistencia del otro.

Los distintos modos de actuar son ocho, y se deben realizar todos: modo moderado, mordisco lateral, presión externa, presión interna, beso, toque, chupar el mango y devorar. Después de haber consentido practicar uno, el amante exprese deseo de pararse. El otro, una vez conseguido el primero, siga con el que viene después; terminado éste, con el siguiente.

Mientras lo sostiene con la mano, lo acerque a los labios, lo apriete y mueve la boca: éste es el "modo moderado". Luego, cubra con la mano la parte superior y apriete de lado con los labios, sin utilizar los dientes; y tranquilice, diciendo «¡Basta así!», es el "mordisco lateral".

Cuando, tras una nueva invitación, aprieta contra los labios bien juntos la parte superior como atrayéndola a sí, y afloja la presión, se tiene la "presión externa". Si, llegado a este punto, bajo indicación, lo introduce un poco más, o sea aprieta la parte superior y luego suelta, es la "presión interna".

Cogerlo como un labio, mientras se le sujeta con la mano, es el "beso". Si, hecho esto, se le roza en todas partes y se le toca en la parte de arriba con la punta de la lengua, se tiene el "toque".

Si, llegado hasta aquí desnudado, por la excitación se introduce la mitad y se presiona varias veces muy fuerte, soltando cada vez, se consigue el "chupar el mango". Cuando, siguiendo el deseo del hombre, se lo mete y se lo presiona hasta la conclusión, es el "devorar". Se emitan sonidos y golpes a gusto. Éstos son los tipos de amor con la boca.

De esto también se valen mujeres libertinas, sin escrúpulos, sirvientas y masajistas, algo que se debe evitar, ya que contradice las doctrinas y resulta despreciable; pues, si más tarde un hombre se pone en contacto con la boca de éstas, puede sentir repugnancia; es lo que explican los maestros. Para el amante de una prostituta no es pecado, pero hay que evitarlo, aunque sólo sea por otros motivos; es la opinión de Vatsyayana.

Por esto los habitantes del Este no se unen con las mujeres que practican el amor con la boca. Los hombres del Ahicchattra no visitan a las cortesanas, y, si lo hacen, evitan sus besos; mientras que los de Saketa se unen con ellas sin ningún reparo. Los hombres de la capital, o sea, de Pataliputra no se prestan espontáneamente al amor con la boca. Sin embargo, en Surasena practican esto sin ningún reparo; efectivamente dicen: «¿Quién puede realmente confiar en el carácter, en la pureza, en los principios, en el comportamiento, en la sinceridad o en las palabras de las mujeres?» Ellas, por naturaleza, tienen una mente corrupta. Sin embargo, no hay que rechazarlas y, por esto, según la tradición sagrada, hay que considerarlas puras. Pues se afirma:

Durante el amamantamiento el ternero es puro,
puro es el perro cuando atrapa la caza;
también el pájaro, cuando hace caer la fruta,
y, en la unión de amor, la boca de la mujer.

Puesto que en esto los hombres de cultura no están de acuerdo, y se puede recurrir a la tradición sagrada, hay que actuar según los usos locales y basándose en el temperamento y las convicciones de cada uno; es la opinión de Vatsyayana. Valgan unas estrofas sobre el particular:

A algunos hombres
les hacen el amor con la boca
incluso jóvenes criados
con relucientes pendientes.

Y pasa también entre hombres elegantes,
que quieren sentirse bien recíprocamente;
cuando tienen confianza,
se prestan este favor uno a otro.

Lo mismo que algunos hombres, en realidad,
llevan a cabo esta acción con mujeres,
y que se realiza, debe saberse,
ni más ni menos que como el beso en la boca.

Sin embargo, si, con los cuerpos invertidos,
se unen el uno con el otro,
el hombre y la mujer juntos,
es lo que se llama "el amor como los cuervos".

Por esto las cortesanas dejan
a hombres distinguidos, capaces,
generosos, ilustres,
y se enamoran de personas bajas:

esclavos, cuidadores de elefantes
y otros parecidos.

Pero no se permita este amor con la boca
al brahmán ilustrado, ni al ministro
encargado de los asuntos del soberano,
ni a quien goza de la confianza de la gente.

No es que, como nos indica el tratado,
esto sea causa suficiente para actuar;
un libro, se entiende, habla de forma general,
los usos, sin embargo,
se refieren sólo a lo particular.

En la ciencia médica se conocen muy bien
el sabor, la fuerza, los efectos digestivos
hasta de la carne de perro; ¿quizás por esto
los sabios tienen que comerla?

Hay algunos hombres,
existen determinados países,
incluso momentos
en los que no son inútiles estas prescripciones.

Por esto, después de haber considerado
el lugar, el momento, el uso, el tratado,
e incluso a uno mismo, se pueden realizar
estas prácticas o evitarlas.

Y, dado que se trata de algo secreto
y la mente es voluble,
¿qué persona puede saber

quién, cuándo, qué hace y por qué?

Inicio y final de la unión

En compañía de los amigos y de la servidumbre, en un lugar de placer rebosante de incienso perfumado, o sea en la habitación bien acomodada, rodeado de flores, el hombre elegante debe dirigirse a la mujer con palabras agradables, después invitarle a beber; ésta, fresca tras el baño y enjoyada, beba con naturalidad. Entonces el hombre se sienta a su derecha; se retiene ante su peinado, ante la orla de su vestido, ante el nudo de su falda; pensando en las delicias del amor, la aprieta con el brazo izquierdo, pero no con mucha fuerza. La corteja con palabras jocosas y apasionadas, referidas a hechos acaecidos, y en seguida habla de temas secretos y picantes. Se exhibe en el canto y en la música instrumental, acompañándose, si lo cree oportuno, con la danza, conversa sobre las artes y de nuevo la seduce con un brindis. Cuando la mujer se encuentre ya colmada de deseo, él despida a los demás, regalándoles flores, ungüentos y hojas de betel. Una vez solos, la seduzca con abrazos y cosas parecidas, como hemos descrito; luego se preste a desatarle el nudo de la falda y a todo lo demás, como hemos expuesto. Es el inicio de la unión.

Ahora veamos el final del amor. Satisfecha la pasión, los amantes van uno tras otro al cuarto de baño, avergonzándose, como si no se conociesen, sin mirarse. Al volver, todavía con timidez, se sientan en un lugar adecuado, y toman betel; el hombre aplique por el cuerpo de la enamorada purísimo sándalo u otro ungüento. Luego la abrace con el brazo izquierdo y, sosteniendo la copa, la invite a beber con palabras tiernas. O los dos beban a sorbos agua y prueben dulces u otra cosa adecuada a su temperamento y a sus costumbres: caldo claro de carne, sopita ácida, bebidas con picantes de carne asada, frutos de mango, cecina y refrescos de limón azucarados, según el lugar y las costumbres. Él le ofrezca distintos manjares, probándolos antes para saber si están sabrosos, tiernos y frescos. Si se encuentran en la terraza que hay encima de la casa, se pueden sentar y gozar del claro de luna. El hombre entretendrá a su compañera con bonitos relatos; mientras ella se apoya en sus rodillas y contempla la luna, él la ilustre sobre las líneas de las constelaciones, y le muestre Arundhati, la estrella polar y la corona de los siete profetas[42]. Es el final de la unión.

Sobre el particular se dice:

Incluso al terminar, un amor
adornado con atenciones,

---

[42] La "corona de los siete profetas" es la Osa Mayor, cuyas siete estrellas principales se comparan con los grandes sabios de la mitología; en la misma constelación, Arundhati, o sea la pequeña Alcor, viene considerada como la esposa de uno de estos personajes o de todos ellos. La estrella polar es símbolo de la fidelidad. La contemplación de los astros por los nuevos esposos, acompañada de la recitación de fórmulas de buenos augurios, forma parte del rito matrimonial expuesto en los *Grihyasutra*, manuales sobre el rito doméstico.

relatos y actos de delicadeza
suscita un placer inmenso.

Con gestos dulces,
según el impulso de cada uno,
que despiertan el amor de uno en el otro,
ya dando la espalda con rabia,
ya lanzándose miradas enamoradas,

con juegos de danza, canciones
y declamaciones, admirando
—con ojos trémulos, húmedos de ardor—
el disco de la luna;

tras el primer encuentro, los deseos
que surgieron de inmediato, e, incluso luego,
el dolor en la lejanía;
contándose todas estas cosas,

y, al terminar las impresiones, con abrazos
estremecidos, mezclados con besos;
un joven acrecienta la pasión,
si se enreda en estas emociones y otras así.

LAS DISTINTAS CLASES DE UNIÓN

Las distintas clases de unión son: la apasionada,
donde hay que alimentar la pasión, donde la pasión
es artificial, donde la pasión es transferida, la unión
de medio hombre, la unión con personas bajas y la
unión sin límites. Si un hombre y una mujer fueron

arrollados por el ardor desde la primera vez que se vieron y sólo han conseguido volverse a ver tras mucho esfuerzo, o a la vuelta de un viaje, o cuando los amantes, alejados por una disputa, se vuelven a encontrar, tiene lugar la unión "apasionada". En este caso actúese según los deseos y hasta la plena satisfacción.

La unión de dos amantes no demasiado ardientes, que se acrecienta después de haberse iniciado, es aquélla "donde hay que alimentar la pasión". Entonces conviene seguir atizando el deseo con las sesenta y cuatro formas de erotismo, adecuándose a las costumbres. Si esto se realiza por un fin particular, o los dos amantes ponen su afecto en otra cosa, se tiene la unión "donde la pasión es artificial". Entonces cúmplanse todas las formas de erotismo, según el tratado. Sin embargo, cuando un hombre, desde el inicio del amor hasta el deleite, dedica sus pensamientos a otra mujer que quiere, es, como consecuencia, la unión "donde la pasión es transferida".

Hacer el amor hasta la satisfacción con una inferior, una aguadora o una criada, es la "unión de medio hombre". En ésta uno no se debe preocupar de las galanterías. Igual que la unión de una cortesana con un campesino, hasta la satisfacción, es la unión "con personas bajas"; y lo mismo, si un hombre elegante se une con mujeres de pueblo, de las estancias de pastores o de países vecinos. Por último, cuando dos amantes tienen confianza total, porque están en buena disposición el uno con el otro, es la "unión sin límites". Éstas son las distintas uniones.

A medida que crece el afecto, una mujer no debe tolerar que se nombre a la esposa rival, ni que se hable de ella, ni el error de llamarla con el nombre de la otra; y ni siquiera, una infidelidad del hombre. En estos casos, surge una violenta disputa; ella échese a llorar, solloce, se desmelene, se pegue, se deje caer al suelo desde una silla o desde la cama, destroce las guirnaldas y adornos, y por fin se tire al suelo.

El enamorado entonces tiene que mantenerse tranquilo; esforzándose por aplacarla con palabras delicadas y apropiadas, o, poniéndose de rodillas a sus pies, se acerque a ella y la invite a que se eche en la cama. La mujer conteste a sus palabras aún con más rabia, le levante la cara agarrándolo por los pelos, y le pegue con el pie una, dos, tres veces en el brazo, en la cabeza, en el pecho o en la espalda. Se acerque a la puerta, se siente y se eche a llorar. Sin embargo, a pesar de estar muy enfadada, no debe cruzar el umbral, ya que esto constituye una falta; así precisa Dattaka.

Llegados a este punto, si le calma de forma convincente, puede aspirar a la reconciliación. Pero, aunque suavemente, lo golpee, por decirlo así, con palabras hirientes; por fin, una vez tranquilizada y deseosa de amor, deje que el compañero la abrace. Una mujer que vive en su casa y que por algún motivo ha discutido con el amante debe ir a visitarle y comportarse como queda expuesto luego, marcharse. Entonces el enamorado encargue al *pithamarda*, al *vita* y al *vidushaka* que aplaquen su cólera; y, aplacada por éstos, se acerque con ellos a la casa del amante, donde se quedará. Son las distintas disputas de amor.

Valgan unas estrofas como conclusión:

Si recurre a las sesenta y cuatro
artes eróticas expuestas por Babhravya,
un amante tiene éxito
con mujeres extraordinarias.

Aunque diserte sobre otros tratados,
si no conoce estas sesenta y cuatro artes,
no se estiman mucho sus planteamientos
durante las reuniones de personas cultas.

Aunque no posea otros conocimientos,
si se adorna con estas artes,
consigue un puesto relevante cuando se habla
entre mujeres y hombres en las tertulias.

Le reverencian los sabios,
le veneran incluso los hombres de pueblo;
le estiman las cortesanas,
dispensadoras de alegría,
¿quién no le honrará?

Los maestros en los tratados definen
estas artes pródigas en felicidad,
amadas, poderosas, encantadoras
y queridas por todas las mujeres.

Miran con afecto y gran estima

al hombre experto en las sesenta y cuatro artes
tanto las doncellas, como las esposas
de otro, y las cortesanas.

RELACIONES CON LAS DONCELLAS

NORMAS PARA PEDIR EN MATRIMONIO

Se cumple la la ley sagrada y lo útil, casándose, según las escrituras, con una mujer de su misma clase social, que nunca ha pertenecido a otro, y que dará hijos varones, parentela, aumentará el número de los que están a favor y propiciará placer de amor verdadero. Por eso un hombre con estos requisitos y precavido debe fijarse en la doncella que tenga tanto consanguíneos como padre y madre, sea al menos tres años más joven, y nacida en una familia de conducta intachable, rica, con muchos admiradores, querida por su familia, y que ésta sea abundante. Esta doncella debe tener muchas relaciones tanto por parte de madre como de padre y ser guapa, un buen carácter y señales de buen augurio; dientes, uñas, orejas, pelo y senos ni diminutos ni demasiado llamativos, ni carecer de ellos, y gozar de un cuerpo sano. Ghotakamukha explica que, cuando un hombre ha conquistado a una doncella así, debe considerarse afortunado y sus amigos no le pueden reprochar la predilección que siente por ella.

Padres y familiares, amigos fieles y ligados a ambas partes no escatimen esfuerzos para que la consiga como esposa. Estos últimos manifiesten con claridad a los padres de la chica los defectos, visibles a innatos, de los otros pretendientes; destaquen las ventajas del enamorado, respecto a su origen y como hombre, que contribuyan a favorecer la decisión, sobre todo, las que le gustan a la madre de la doncella, y prometedoras tanto para el presente como para el futuro. Uno, en calidad de astrólogo, describa lo afortunado de su carrera, mostrando el vuelo de los pájaros, los presagios, los influjos de la conjunción de los planetas en su horóscopo y las señales de buen auspicio en su cuerpo. Otros, a su vez, pueden inquietar a la madre de la chica, contándole que él podría conseguir, fácilmente, una mujer en otra parte.

Conviene pedir por esposa a una doncella, y, además, concederla, con la disposición favorable del destino, de los presentimientos, de los pájaros, de los oráculos; no por casualidad, simplemente porque uno es un hombre, dice Ghotakamukha. Y uno tiene que renunciar a una chica que, en el momento de la petición en matrimonio, duerme, llora o ha salido de casa. También se debe evitar a la que tenga un nombre desagradable, a la que se mantenga oculta o ya esté comprometida; a la que tiene pelo rojizo, o es pecosa, o hombruna, cheposa, deforme o calva; a la comprometida con la castidad, de nacimiento ilegítimo, o a la que ya haya llegado a la pubertad; a una muda, a una amiga, a una que tenga una hermana más joven muy guapa o que esté siempre sudando.

Al pedir a una como esposa se debe evitar,
  por ser reprochable, a la doncella que se llama
  como una casa lunar, un río, un árbol,
  o que su nombre, al final, contenga ele o erre.

Algunos sostienen que la doncella que absorbe el corazón y la mirada trae prosperidad; un hombre no debería fijarse en ninguna otra. Y por este motivo, llegada la hora de tenerla que conceder en matrimonio, los familiares presenten a la doncella en público con su mejor vestido, y procuren que todas las tardes se divierta. Enjoyada, juegue todos los días con las amigas; cuando se reúne mucha gente, como en los sacrificios y en los matrimonios, intenten que todas las miradas se fijen en ella, y también en todas las fiestas, pues ella tiene naturaleza de mercancía.

Reciban con signos de amistad a los hombres guapos y corteses, que se acerquen con sus padres a pedirla en matrimonio, y les presenten, con cualquier pretexto, a la doncella vestida con elegancia. Luego lleven a cabo el examen del destino, hasta tomar la decisión de concedérsela en matrimonio. Los pretendientes, que son invitados a darse un baño u otras formas de hospitalidad, no lo acepten el primer día, sino que indiquen que cada cosa a su debido tiempo. Contráigase matrimonio, según los usos de la región, bajo una de estas formas de matrimonio: Brahma, Prajapatya, Arsa o Daiva[43], según las escrituras. Son las distintas normas para pedir en

---

[43] Son las primeras cuatro, las más recomendadas y las únicas universales concedidas a los brahmanes, de las ocho formas de matrimonio recordadas en los tratados. Traen el nombre de seres divinos o sobrenaturales; exigen el acuerdo de las familias y el rito religioso, y se diferencian entre ellas principalmente en las normas para la dote.

matrimonio.

COMPROBACIÓN DE LAS RELACIONES

Unas estrofas sobre este particular:

Los juegos de sociedad como completar versos,
los matrimonios y las amistades
hay que reservarlos para los de la misma clase,
no para los de la clase superior
ni para la inferior.

Si uno, esposada una doncella,
vive como un criado,
ésta, ya se sabe, es una relación "alta",
que deben evitar todos los cuerdos.

Si, rodeado de sus familiares,
él se da una vida de gran señor,
es una relación "baja", no digna de alabanza;
y los sabios también rechazarla.

Cuando se lleva a cabo un juego
muy agradable para ambos,
a los que satisface mutuamente,
existe una relación bien aceptada.

Si contrajera una relación alta,
termine sometiéndose a los padres;
pero no caiga, sin embargo, en una baja,
despreciada por los hombres de bien.

Una vez que ha tenido lugar la boda, los esposos deben dormir en el suelo durante tres noches, permanecer castos y tomar bebidas sin melaza ni sal. En los siete días siguientes se bañen acompañados de música y cantos de augurio, se dediquen a la limpieza personal y coman juntos; asistan a espectáculos y den las gracias a los familiares; esto vale para todas las clases sociales.

Durante todo este periodo, por la noche, en la soledad, el hombre diríjase a su esposa con atenciones muy tiernas. Pues la doncella, si ve que, durante tres noches, el enamorado está allí, sin decir una sola palabra, como si fuese un poste, se puede abatir y despreciarlo como a un eunuco; esto dicen los discípulos de Babhravya. Vatsyayana aconseja estar cerca de la mujer a inspirarle confianza, pero recomienda no trasgredir la castidad.

El hombre, cuando se acerca a la esposa, tiene que proceder sin forzar nada. Pues las mujeres tienen la misma naturaleza que las flores, y hay que dirigirse a ellas con suma delicadeza. Si, por el contrario, hombres que aún no se han ganado su confianza se acercan a ellas de forma violenta, éstas odiarán la unión de amor. Por esto conviene tratarlas con dulzura.

Cuando, sin embargo, incluso con una disculpa, el hombre tiene vía libre, hay que tirar para adelante. La abrace como a ella le gusta, o sea sin insistir durante mucho tiempo, empezando por la parte superior del cuerpo, ya que es la menos delicada; si la mujer ha superado la juventud, o es ya íntima, a la luz de una vela; si, por el contrario, es una doncella, o todavía no tiene confianza, a oscuras. Después de que ella ha consentido dejarse abrazar, él le dé betel con la boca; si lo rechaza, la invite a cogerlo con dulces palabras, con ruegos encarecidos, adelantándole algunas peticiones y cayendo de rodillas a sus pies. Por muy tímida que sea, o por muy enfadada que esté, una mujer no aguanta ante un hombre que se pone de rodillas a sus pies; y esto vale para todas. Aprovechando la ocasión de ofrecerle betel, le dé un beso tierno, suave, sin pasarse. Una vez convencida, la lleve a una conversación. Para oírla decir algo, debe hacerle una pregunta, fingiendo que él no lo sabe y que ella pueda contestar con pocas sílabas. Si se queda en silencio, repítale varias veces la pregunta, con amabilidad, sin meterle miedo. Si sigue callada, hay que seguir insistiendo. Pues, Ghotakamukha dice que las doncellas suelen quedarse de buena gana escuchando los planteamientos de un hombre, sin decir ni media palabra.

Después de insistir mucho, ella contestará, moviendo la cabeza; durante una disputa, por el contrario, la mantendrá inmóvil. «¿Me quieres o no me quieres?» Dudará bastante sobre estas preguntas, luego, si seguimos insistiendo, insinuará que sí con la cabeza; sin embargo, se rebelará a nuevas presiones.

Si hay ya familiaridad, haga intervenir a una amiga bien intencionada y de confianza para ambos, y le invite a que cuente un episodio de su historia de amor. Ella se reirá con la cabeza agachada; si más tarde la amiga cuenta demasiado, se lo echará en cara y discutirá con ella. Sin embargo, la amiga, de broma, debe atribuirle hasta afirmaciones que nunca ha hecho; entonces la mujer rechazará a la amiga y, al insistir para que dé una respuesta, se quedará en silencio. Tras nuevas insistencias, pronunciará palabras confusas y poco claras en el sentido: «Yo no digo esas cosas»; y, riéndose, de vez en cuando se volverá hacia el enamorado con miradas furtivas. Es la forma de iniciar una conversación.

Cuando por este camino haya conseguido cierta confianza, la mujer sin decir una palabra pondrá junto a él los objetos solicitados: betel, ungüento, una guirnalda o le pondrá estas cosas en el vestido. Al hacer este gesto le roce los senos, tiernos como capullos, con el arañazo "crepitante"; si le detiene, pídale que le abrace, con esta condición: «Abrázame también tú, y no volveré a hacer una cosa así». Entonces deje que la mano resbale, varias veces, hasta el ombligo, luego la retire; y con mucha suavidad ponga a la mujer sobre sus rodillas, yendo cada vez más lejos. Si ella no lo acepta, debe asustarla: «En ese caso te dejaré en los labios marcas de mordiscos, y de arañazos en la curva del seno; luego también me las haré yo y contaré, a tus amigas, que me los has hecho tú. ¿Qué dirías de esto?» Con estos amedrentamientos infantiles, que son también formas de ganarse la confianza, conseguirá que poco a poco sea condescendiente.

La segunda y la tercera noche, cuando ella ya esté más confiada, la toque, y después se decida a besarle en todo el cuerpo. Colocada la mano en los muslos, después de haberlos acariciado, poco a poco intente acariciarle la ingle. Si se lo impide, se lo reproche, diciendo: «¿Qué mal hay en esto?», y prosiga. Una vez convencida, se atreva hasta las zonas secretas, le afloje el cinturón, le desate el nudo de la falda, le levante el vestido y le acaricie una vez más la ingle; y todo esto, fingiendo otros motivos. Luego la puede poseer y colmar de placer; pero no debe romper el voto de castidad en un momento inoportuno.

Entonces le enseñe el amor. Le demuestre su afecto y le describa los deseos que sentía. Prometa que, en el futuro, estará siempre dispuesto a complacerle, y le quite de la cabeza el temor de las esposas rivales; a incluso, con el tiempo, cuando ya se haya dejado a las espaldas la edad de la inocencia, se acerque a ella sin amedrentarla. Es la forma de inspirar confianza en las doncellas.

Valgan unas estrofas sobre el particular:

Él conquista a la niña con estratagemas,
siguiendo así los deseos del corazón;
de esta forma, rebosante de confianza,
ella termina enamorándose de él.

Ni con demasiada condescendencia
ni creando demasiados conflictos
el hombre tiene éxito con las doncellas;
por esto se las conquista por la vía de en medio.

El que sabe inspirar confianza a las doncellas,
algo que suscita amor hacia el hombre

y acrecienta el orgullo de las mujeres,
tiene que resultarles querido.

Si embargo al que desprecia a una jovencita,
porque la considera demasiado pudorosa,
se le rechaza como un animal,
pues no sabe entender sus deseos.

Pero si, por el contrario, la acerca con violencia,
por no saber conseguir un corazón de doncella,
inmediatamente ésta se asusta, tiembla,
se desconcierta y empieza a odiar.

A quien se le ha negado la alegría del amor
y ha sufrido por ese aturdimiento,
puede acabar odiando a todos los hombres,
o, tras convertirse en enemiga, unirse a otro.

CÓMO DIRIGIRSE A UNA JOVEN

Sin embargo, un hombre que no tiene medios económicos, aunque esté dotado de buenas cualidades, no puede pedir en matrimonio a una doncella, pues para él sería inalcanzable; ni un hombre con escasos recursos y sin ocasiones; ni un vecino, aunque sea rico; ni quien dependa de los padres y de los hermanos, y ni siquiera quien, siendo huésped habitual, acostumbra a comportase como un niño. Este hombre, desde niño, tiene que buscar enamorar personalmente a una doncella. Así, si tiene características de este tipo y desde niño vive en el Sur con la familia de un tío materno, lejos de los padres y en situación desamparada, esfuércese en conquistar a la hija de su tío, difícil de conseguir por sus muchas riquezas, o porque ya esté comprometida con otro hombre; o aspire a otra novia fuera de la familia. Si, actuando de esta forma con una jovencita, se cumple la ley sagrada a través del matrimonio, conseguirla para sí es digno de alabanza, explica Ghotakamukha.

Con esta chiquilla recogerá flores, las entretejerá, construirá casitas, jugará con las muñecas y cocinará alimentos de forma adecuada al grado de amistad y a la edad. Con ella y con los esclavos y las criadas, ocupados en el mismo entretenimiento, juegue a los dados, con las cintas, a pares y nones, a *kshullaba*, y otros juegos parecidos; a agarrar el dedo corazón, a las seis piedrecitas y a otros pasatiempos locales, según las preferencias de la niña. También practique juegos de movimiento, como el escondite, perseguirse, las líneas de sal, pegar al aire con los brazos extendidos, el montón de grano en que las monedas que hay que buscar están escondidas, la gallinita ciega y otros juegos regionales, con las amigas.

Establezca una sólida amistad y cuide familiarizarse con la doncella que, según su opinión, goza de la confianza de la elegida. Trate a la hermana de leche con simpatía y premura extraordinarias, para que ésta, una vez que se haya encariñado, si se entera de sus intenciones, no lo rechace, y puede propiciar la unión entre ellos. Además, aunque no se busque de una forma explícita, resulta extraordinario; pues, sin conocer las intenciones del hombre, resaltará, apasionada, sus buenas cualidades, de tal forma que la elegida se inflame de amor.

Él debe descubrir las cosas que interesan a la persona que quiere conquistar, y proporcionárselas. Puede traerle juguetes raros, que no suelen tener otras niñas. Le enseñe una bola pintada de muchos colores, punteada con pequeñas manchas, o incluso más rara; como también muñecas hechas de trapo, madera, cuerno de búfalo, marfil, y de cera de abejas, harina o barro.

Si prepara la comida, tenga alardes de cocinero. Le enseñe dos ovejitas de madera, macho y hembra, unidos, o cabras y carneros; templos hechos de arcilla, cañas rotas o madera; jaulas de papagayos, cucos, estorninos, perdices, gallos y codornices; vasijas de agua con formas sorprendentes; amuletos, pequeños laúdes, cunas para muñecas, bolsas de aseo, laca, arsénico rojo y amarillo, bermellón, de color negro y de otros colores; pop fin, ungüento de sándalo, azafrán, nuez de areca y hojas de betel, según el momento. Él le regale esto, según sus posibilidades, de forma reservada; los objetos evidentes, sin embargo, en público; y debe hacer todo tipo de esfuerzo para que la pequeña se dé cuenta de que él satisface todos sus deseos.

Llegados a este punto, le pida verla a escondidas, y empiece la conversación así. El motivo por el que le hace regalos secretos es porque teme a sus padres, y todo lo que quiere regalarle también le gusta a otra persona. Cuando ya empiece a estar enamorada, si le encantan los cuentos, la entretenga con historias sugestivas y que conmuevan el corazón. Si le gustan las cosas extraordinarias, le sorprenda con juegos de magia; si le interesan las artes, muéstrese experto en las mismas; si le gusta el canto, con canciones que fascinen sus oídos. En las solemnidades de Asvayuji, Ashthamichandraka y Kaumudi[44], en las fiestas, durante una procesión, un eclipse, o cuando se encuentra en el camino de casa, le sorprenda llevándole coronitas de formas variadas y adornos de todo tipo para las orejas, sobre todo con perlas; y piense que, regalándole vestidos, anillo y collares, no le molesta.

Para que su competencia imponga respeto en los demás hombres, basta la hermana de leche; si ésta ya ha tenido un amante, la instruya en las sesenta y cuatro artes eróticas, y, a través de estas enseñanzas impartidas, revele a la escogida su maestría en el amor.

Vista con elegancia y se muestre impecable; por sus reacciones y por sus actitudes sabrá si ella se siente atraída por él. Alas jóvenes, efectivamente, les gusta mucho un hombre al que conocen bien y al que ven continuamente; pues, aunque estén enamoradas, no lo cortejan; es la opinión más común. De esta forma uno se debe dirigir a una jovencita.

---

[44] La fiesta de Asvayuji cae en el plenilunio del mes hindú de Asvina (setiembre-octubre); en la fiesta de Ashthamichandraka (llamada también Ashthamichandrika o Ashthamichandra), que cae en el último cuarto de luna de Margashirsha (noviembre-diciembre), se ayuna durante todo el día, y se come cuando sale la luna.

Actitudes y expresiones que revelan el amor.

No pone los ojos en el hombre, pero, si él la mira, se siente cohibida. Con un pretexto destapa su bonito cuerpo. Lanza miradas al amado cuando está distraído, escondido o pasa delante. Si le pregunta, contesta con una sonrisa, despacio, con la cabeza gacha, palabras confusas y sin sentido. Se siente feliz, quedándose mucho tiempo a su lado. Si está un poco lejos del amado, habla a quien le acompaña haciendo muecas, pues piensa que él la está mirando, y no quiere alejarse de allí. Ve algo y se echa a reír; empieza a contar una historia para seguir allí. Si tiene en sus rodillas a un niño, lo abraza y lo besa; imprime un adorno en la frente de una criada. Se apoya en las personas de su séquito y les muestra respeto.

Se fía de sus amigos, les estima y sigue sus consejos. Entabla amistad, conversa y juega con sus criados; les pide, además, lo que necesita, como si fuera su ama. Cuando éstos hablan de su amado con otros, se queda escuchando. Invitada por su hermana de leche, va a su casa; poniéndola en medio, quiere jugar, divertirse, conversar con él. Procura no presentarse sin collares. Si él le pide un pendiente, un anillo o una guirnalda, se los quita con resolución y los pone en manos de la amiga; guarda todo lo que él le ha regalado. Se pone triste cuando le hablan de otro pretendiente, y no frecuenta a los que esto le proponen.

Una vez que ha visto estas expresiones,

rebosantes de amor, y estas actitudes,
piensa en distintas coartadas
para unirse con la doncella.

Con juegos infantiles, si aún es muy tierna,
con las artes, cuando está en la juventud,
y, si es más madura, tendrá que conquistarla
venciendo a las personas de las que ella se fía.

CORTEJO POR PARTE DE UN HOMBRE
SIN INTERMEDIARIOS

Cuando la doncella haya mostrado estas actitudes y expresiones, el hombre debe cortejarla con estratagemas. Si, por casualidad, discuten mientras están jugando, la agarre de la mano de forma que se note. Ponga en práctica las reglas que anteriormente hemos expuesto sobre el abrazo "que roza" y todo lo que sigue. Si recorta por juego una hoja, le muestre la imagen de una pareja, reveladora de su deseo; y, de vez en cuando, también otras figuras análogas.

Si, por entretenimiento, se bañan, se meta bajo el agua lejos de ella, nade cerca y la toque, emergiendo precisamente en ese punto. Tanto en los juegos, como con las hojas nuevas, exprese sus sentimientos de forma especial. Hable de lo que sufre sin cesar, y, con cualquier pretexto, cuente de haber tenido un sueño de amor. Durante un espectáculo o una reunión familiar se siente a su lado y, fingiendo otra cosa, busque el contacto con ella. Para mantenerse erguido apoye su pie en el suyo, y luego, poco a poco, la roce con los dedos, y empuje la punta de las uñas con el pulgar. Conseguido esto, intente ir más lejos, a una parte tras otra del cuerpo. Para que lo acepte, repita varias veces lo mismo.

Con ocasión de un pediluvio, apriete los dedos, aplastándolos contra los de su pie; se muestre emocionado al darle algo o al recibirlo, y, cuando termine de beber en la palma de la mano, le salpique con el agua que sobra.

Cuando se siente con ella a solas en un rincón apartado, en la oscuridad, sea complaciente; igual que si duermen en el mismo lugar. En estas circunstancias le descubra de forma adecuada sus sentimientos, sin perturbarla. Le advierta que tiene que contarle algo aparte; en ese momento, callando, le dé a entender su amor, como explicaremos en la parte sobre las esposas de otro.

Sin embargo, cuando la doncella ya esté al corriente de su deseo, simule una enfermedad, y haga que la lleven a su casa para hablar con ella. Cuando venga, le pida que le dé masajes en la cabeza, y le tome la mano y se la ponga de forma expresiva en los ojos y en la frente. Para poderse aprovechar del pretexto de las medicinas, le pida que le cure. Diga: «Solamente tú puedes encargarte, pues sólo una doncella como tú lo puede hacer». Al marchar, le salude expresando el deseo de que vuelva. Se puede utilizar este truco durante tres días, por la mañana, al mediodía y al anochecer.

Para poderla ver constantemente, cuando le visita, organice muchos entretenimientos, incluso con otras mujeres, y así se confíe más; y la corteje cada vez con mayor asiduidad, sin expresarlo con palabras. Pues un hombre que ha conseguido resultados en el amor, si se muestra tibio, no tiene éxito con las doncellas; es lo que enseña Ghotakamukha. Sin embargo, cuando ya está fascinada, pase a la acción. Por la tarde, de noche y en la oscuridad las mujeres se muestran menos miedosas, están decididas a hacer el amor y llenas de pasión, y no rechazan al enamorado; por este motivo hay que amarla en esos momentos, como opina la mayoría.

Sin embargo, si un hombre no puede terminar de cortejarla solo, invite a su casa a la doncella acompañada de su hermana de leche o de una amiga que está al corriente de todo, íntima de ella y que no le cuente nada. Luego la corteje de la forma expuesta. En caso contrario, puede mandar primero a una criada, para que establezca una amistad. Durante un sacrificio, un matrimonio, una procesión, una fiesta o una diversión, mientras la gente mira un espectáculo y en otras ocasiones, él observe cómo se comporta la doncella y cuáles son sus expresiones, se cerciore de sus sentimientos y, cuando esté sola, pase a los prolegómenos. Pues, cuando se conoce el amor de una mujer, si uno se acerca a ella en el momento y lugar debidos, no se retrae; es lo que enseña Vatsyayana. Este es el cortejo por parte de un hombre sin intermediarios.

LA CONQUISTA DEL HOMBRE ELEGIDO

Es posible que una doncella, con buenas cualidades, tenga pocas ocasiones; que le falten medios económicos, aunque venga de buena familia; que no la pidan hombres de igual rango, o que no tenga padres, o viva en casa de familiares; en este caso, una vez alcanzada la juventud, ella misma piense en su matrimonio.

Deje que la corteje, con afecto inocente, un hombre muy estimado, competente y guapo; o, si considera que un joven, partiendo de que la carne es débil, se puede dirigir a ella directamente, sin esperar a sus padres, intente atraparlo con tiernas y diligentes galanterías, y viéndose con él muy a menudo. La madre procure que se encuentre con él en compañía de amigas y hermanas de leche. Se encuentre con él por la tarde, en un lugar apartado, llevando flores, perfumes, betel; o le muestre lo experta que resulta en las artes, lo mismo que en dar masajes y poner las manos en la cabeza. Mantenga conversaciones que gustan al hombre que pretende conquistar y se comporte de la forma ya expuesta en el apartado «Cómo dirigirse a una jovencita».

En ningún caso una joven debe cortejar a un hombre, ni siquiera cuando lo está deseando; si toma la iniciativa, gasta su fortuna en amor; es lo que dicen los maestros. Sin embargo, acoja con satisfacción que él la corteje. Si la abraza, no se ponga nerviosa; acepte una expresión tierna, como si no lo entendiera. Se deje robar un beso a la fuerza. Si él le pide el amor, oponga resistencia a las caricias en lugares secretos. Por mucho que la suplique, no debe descubrirse personalmente demasiado de momento, nada parece aún decidido. Pero, cuando se dé cuenta

de que el hombre la ama y no la abandonará, pídale
de prisa al cortejador que la libre de su virginidad; y,
después de haberla perdido, se lo cuente a personas
de su confianza. Es la conquista del hombre elegido.

LO QUE OBTIENE UNA DONCELLA DEL CORTEJO

Unas estrofas sobre el particular:

Cortejada, una doncella
tiene que tomar por esposo
al hombre que considere un refugio,
un placer, bienintencionado y fiel.

Cuando, sin tener en cuenta ni las cualidades,
ni el aspecto, ni siquiera la experiencia,
ella busca un marido por sed de riqueza,
incluso rivalizando con otras esposas,

entonces una doncella no debe engatusar
a un hombre colmado de buenas cualidades,
fiel, competente, rebosante de pasión,
que la corteja con todos los medios.

Mejor un esposo pobre, pero fiel,
y que, sin tantos méritos, sólo piensa en ella;
más bien que uno al que aspiran muchas,
porque está colmado de buenas cualidades.

En general los ricos tienen muchas esposas
que se comportan con liberalidad;

felices por fuera, son desconfiadas,
aunque no les falte el placer externo.

Pero, si hay que cortejar a un plebeyo,
o a uno que tiene el pelo blanco
o a uno que está siempre de viaje,
no vale la pena la unión.

A quien corteja sólo por capricho,
o se dedica a jugar y a engañar,
o todavía tiene mujer a hijos,
no es digno de la unión.

A paridad de cualidades, entre los cortejadores
sólo un pretendiente es el escogido;
y este cortejador vence a los demás,
porque en él hay por naturaleza amor.

Distintas formas de contraer matrimonio

Cuando a un hombre le resulta imposible verse con la doncella en privado, en principio se puede dirigir a su hermana de leche, después de haberla conquistado con afecto y atenciones. Esta, fingiendo no conocer personalmente al enamorado, fascine con sus cualidades a la muchacha. Le describa, sobre todo, las buenas cualidades del apasionado, y destaque los defectos, muy contrarios a sus deseos, de los demás pretendientes. Afirme que sus padres no conocen la virtud y son avaros, y los familiares unos calaveras. Le ponga el ejemplo de cómo otras doncellas iguales que ella, Shakuntala[45] y otras así, consiguieron un esposo por propia iniciativa y fueron felices de su unión; mientras que, en las familias nobles, se ven mujeres dolidas por las rivalidades con otras esposas, atrapadas por el odio, afligidas y abandonadas. Por fin, le pinte el futuro radiante del enamorado, la felicidad perfecta de la que gozará al ser su única esposa y el amor que le proporcionará aquel hombre.

Cuando ya esté llena de deseo, con argumentaciones consistentes, aleje el sentido de peligro, el miedo y el pudor, y exija todas las funciones de una alcahueta. Se preocupe de convencerla para que no tenga titubeos, diciendo: «El enamorado te tomará a la fuerza, como si no supieses nada».

Cuando ella haya consentido y se encuentre en el lugar deseado, el enamorado la espose: lleve el fuego de la casa de un sacerdote, extienda la hierba sagrada, cumpla la ofrenda según los textos y dé tres

---

[45] Shakuntala, uno de los personajes más famosos de la literatura india, cuyas peripecias se narran en el *Mahabharata*. Hija de una ninfa celeste y de un asceta seducido, es criada por el sabio Kanva en su eremitorio; convertida en una jovencita, se encuentra con el príncipe Duhsyanta, que había llegado a las cercanías del eremitorio en una batida de caza, y se une con él secretamente por el matrimonio Gandharva. Separada del amado, se vuelve a reunir con él sólo después de mucho tiempo y le impone el reconocimiento del heredero nacido de su furtiva unión. Su historia se presenta como ejemplo de felicidad conseguida por la doncella que, contra la costumbre que otorga esa función en primer lugar a los padres, escoge esposo por propia iniciativa.

vueltas alrededor del fuego[46]. Luego se lo comunique a sus padres. Pues los matrimonios celebrados con el fuego como testigo no se disuelven; así reza la doctrina de los maestros. Después de haber perdido su virginidad, debe revelarlo con tacto a sus familiares; y hágalo de tal forma que los familiares de la doncella, para evitar la impureza de la familia y por temor al castigo debido a la situación de ilegalidad, se la concedan a él. Inmediatamente después los conquiste con gestos de amistad y cariño. Actúe, en resumidas cuentas, conforme al matrimonio Gandharva[47].

Si la doncella no consiente, el hombre busque otra mujer de buena familia, que se ve habitualmente con ella, y que él conoce desde hace tiempo y es amiga suya; consiga que ésta acompañe, con otro pretexto, a la doncella a un lugar adecuado. Después lleve el fuego de la casa de un sacerdote, y realice todo como queda expuesto anteriormente.

Si su matrimonio con otro está a la vuelta de la esquina, la cómplice intente que la madre se arrepienta, describiendo los defectos del pretendiente al que ha dado el consentimiento. Luego, con la aprobación de la madre, invite, de no che, al enamorado a casa de una vecina; éste lleve el fuego de la casa de

---

[46] Gestos fundamentales del rito matrimonial, centrados en la presencia del fuego sagrado, que, como se ve, se le considera el testigo.

[47] Quinto de los ocho modos posibles de contraer matrimonio, llamado Gandharva, en el que los músicos celestes serían los testigos; basado en la simple unión consensual de los amantes, no requiere ni la presencia del fuego sagrado, que aquí se llama en causa por escrúpulo.

un sacerdote y realice todo como ha quedado expuesto. En caso contrario, el hombre puede ganarse durante un largo periodo, con favores no fáciles y atenciones afectuosas, a un hermano de la doncella que tenga su edad, inclinado a las prostitutas y al adulterio, al que por fin revelará sus intenciones. Pues a menudo los jóvenes son capaces de renunciar incluso a la vida por el bien de los amigos de temperamento, pasiones y edad similares. Luego le pida que la acompañe, simulando otro motivo, a un lugar adecuado, todo como queda expuesto.

En la fiesta de Ashthamichandrika y en solemnidades parecidas, la hermana de leche puede inducir a la doncella a que beba algo embriagador, y, luego, invocando un motivo persona l, llevarla a un lugar apropiado donde está el amante. Éste la violará mientras sigue fuera de sí por el licor, y hará todo como queda expuesto. Puede poseerla antes de recobrar la conciencia, incluso cuando está dormida y sola, pues procurará alejar a la hermana de leche; luego actuará como queda expuesto[48]. Si se entera de que se dirige a otro pueblo o a un jardín, el hombre, con un buen número de compañeros, puede aterrorizar a los que la acompañan o matarlos, y raptar a la doncella[49]. Son las formas de contraer matrimonio.

---

[48] Dos variantes del matrimonio llamado Paisacha, de los Pisacha, seres demoniacos; se le considera el más reprobable, en el que se supone que el enamorado se lo revelará a los familiares, y no hay presencia de fuego, pues este matrimonio no puede ser bendecido por el rito.

[49] Es el matrimonio Rakshasa, llamado así por los demonios del mismo nombre: una forma de matrimonio no santificada con el

La forma primera de matrimonio
siempre es superior,
pues se funda en la ley sagrada;
pero, si resulta imposible
la que está en primer lugar,
se recurra, en cada caso, a la forma que le sigue.

Si para los matrimonios celebrados
el fruto consiste en el amor,
el Gandharva, a pesar de estar en el medio,
hay que considerarlo una unión excelente.

Al proporcionar felicidad, exigir poco esfuerzo,
no requerir petición formal
y estar hecho sólo de amor,
el matrimonio Gandharva resulta el mejor.

---

fuego, que los textos admiten sólo para los hombres de la clase
de los guerreros.

LAS MUJERES CASADAS

El comportamiento de una mujer cuando es esposa única

Cuando es consorte única, la esposa tiene que secundar a su marido, fiarse de él en la intimidad, como si fuera un dios[50]. A gusto se eche a las espaldas las labores de la familia. Se ocupe de que la casa esté bien, adornada con flores en rincones inmaculados, cuide de que el suelo esté liso y que le resulte a uno agradable verlo; realice las ofrendas tres veces al día y honre el templo doméstico. Pues no es distinta de ésta la morada que atrapa el corazón de los dueños de casa, dice Gonardiya. Sea tan respetuosa como conviene con los familiares ancianos, con la servidumbre que obedece, con las hermanas del esposo y con sus maridos.

En lugares muy cuidados plante canteros de verduras y hortalizas, unas cañas de azúcar y matas de comino, mostaza, perejil, hinojo y *tamala*. Cultive rosales, *amalaka*, distintas clases de jazmines; nuez moscada, amaranto amarillo, *tagara*, *nandyavarta*, malvavisco y otras plantas; tenga arriates con muchas flores de *valaka* y *usiraka*, y deliciosos céspedes en su

---

[50] El esposo es el dios de las mujeres. Este capítulo está en sintonía con las normas reservadas a las mujeres en los textos legislativos, y, en realidad, según la concepción brahmánica de la mujer fiel.

jardín arbolado, y en el centro cave un pozo, un estanque o un lago.

No debe mantener relaciones con monjas mendicantes de ninguna clase, ni con mujeres libertinas, prestidigitadoras, adivinas, o que practican hechizos con raíces[51].

Cuando oye fuera las pisadas del esposo que vuelve, esté en el centro de la casa dispuesta y le pregunte por lo que tiene que hacer. Pida a la criada que se retire y ella misma lávele los pies. Cuando se queden solos, nunca esté sin arreglar. Si él gasta mucho o con gente indigna, se lo haga notar en privado. Si va a un convite, a una boda, a un sacrificio, o se reúne con las amigas o visita un templo, lo haga con su permiso; y en todas las diversiones se comporte adaptándose a él.

Se acueste después que él, se levante antes, y no le despierte mientras duerme. Cuide bien de la cocina, que resplandezca. Si está triste, porque el esposo se ha comportado mal, no exagere al reprochárselo. Puede echárselo en cara con ironía, cuando está con los amigos o solo. Además, no ejerza la magia con las raíces, pues nada suscita mayor desconfianza, explica Gonardiya. Evite expresiones mal sonantes y miradas de reojo; no le hable mirando a otra parte, ni se pare en el umbral ni lo busque con la mirada; no se pare a hablar en los jardines ni se quede mucho en lugares solitarios. Esté atenta con el sudor, con los dientes sin limpiar y con los malos olores:

---

[51] Los hechizos realizados con la manipulación de raíces tienen como fin someter totalmente al destinatario.

son motivo de desafecto.

Buenas joyas, muchas flores y cosméticos, un vestido resplandeciente de distintos colores: es el tocado para los encuentros de amor. Sin embargo, para estar en casa, conviene un vestido de seda muy fina, mórbido y corto, pocos collares, perfume, no muchos afeites y flores blancas o de colores. Si el esposo realiza un voto o un ayuno, lo siga por propia iniciativa; y, si se lo impide, se oponga insistiendo que en esas circunstancias no es justo que la detenga.

Compre a buen precio, al menos a precio justo, cosas para la casa, de arcilla, mimbre, madera, cuero o metal. Además, tenga en casa, escondidas, provisiones de sal y de aceite y de todo lo que se consigue con dificultad: sustancias perfumadas, vasijas de especias y medicinas.

Recoja la simiente, y a su debido tiempo plante todo tipo de plantas: rábano, *aluka*, acelgas, artemisa, *amrataka*, pepino, coloquíntida, berenjena, distintas clases de calabazas, *surana, sukanasa, svayamgupta, tilaparnika, agnimantha*, cebollas y cosas parecidas.

No hable con extraños del dinero de casa, no cuente los proyectos de su esposo; procure superar a las mujeres de su clase en habilidad, elegancia, experta en cocina, en sensatez y en comportamiento servicial.

Tras calcular los ingresos anuales, controle los gastos. Sea capaz de sacar mantequilla de la leche de vaca que ha sobrado en la comida, y de hacer lo mismo con el aceite y la melaza; de hilar el algodón y tejerlo; de atar cabos para llevar pesos, cuerdas, cordeles y rafia; de atender la molienda y la monda; de utilizar el agua en la que se ha hervido el arroz, su espuma, el cascabillo, los granos, el polvo de arroz y el carbón. Esté en condiciones de valorar el salario y los me dios para mantener a la servidumbre, de cuidar los campos y de criar animales, de preparar un carro, de atender a los carneros, gallos, perdices, cornejas, cucos, pavos reales, monos y ciervos; y, por último, de armonizar las entradas y salidas diarias.

Recoja los vestidos gastados y más modestos del esposo —de color o blancos— y se los regale a los criados trabajadores, se los dé a personas que lo estiman o encuentre otro destino. Coloque cántaros de aguardiente y de *asava* y regule su uso; se ocupe de la adquisición, venta, ganancia y gastos.

Estime adecuadamente a los amigos de su esposo, ofreciéndoles coronas, ungüento y betel. Esté al servicio de la suegra y del suegro, a los que se someterá; no les contradiga, ni sea demasiado locuaz ni impetuosa, ni se ría en voz alta. Con los amigos y adversarios de éstos se comporte como si fueran suyos.

Se muestre moderada en las comidas y amable con el séquito de su esposo. No regale nada a nadie sin haber informado antes. Limite la servidumbre a sus obligaciones y se lo agradezca en las fiestas. Así se comporta una mujer cuando es esposa única.

Cuando el esposo está de viaje, la mujer sólo debe ponerse adornos de buen augurio, dedicarse a ayunos para que los dioses sean propicios, buscar noticias sobre él y ocuparse de la casa.

Duerma muy cerca de sus suegros. Realice todo con su aprobación y procure reparar las cosas que le gustan a su esposo. En las actividades diarias y ocasionales gaste como de costumbre, y procure acabar las obras empezadas por él.

No debe ir de visita a casa de sus familiares, si no es por una desgracia o una fiesta. E, incluso en este caso, esté bajo la tutela del séquito de su esposo, no se entretenga mucho y no renuncie a los vestidos de la separación.

Realice ayunos aprobados por los suegros. Con su permiso, recurriendo a criados honestos y sometidos a sus órdenes, aumente su patrimonio con adquisiciones y ventas y reduzca en la medida de sus posibilidades los gastos.

Cuando vuelva el esposo a casa, al principio se muestre con los mismos vestidos modestos que tenía, y cumpla con las devociones para con los dioses, a los que ofrecerá dones. Es la conducta de una mujer durante los viajes del marido.

Valgan dos estrofas sobre el particular:

Tenga un comportamiento virtuoso
la mujer consorte única
que quiere el bien de su hombre,

ya sea de buena familia,
vuelta a casar o cortesana.

Las mujeres que viven en la virtud
cumplen la ley sagrada, lo útil y el amor,
consiguen una buena posición
y un esposo sin mujeres rivales.

CÓMO SE DEBE COMPORTAR LA ESPOSA
MÁS ANCIANA CON LAS OTRAS MUJERES

Un hombre casado contrae otras nupcias por la poquedad o el mal carácter de su primera esposa, o en cuanto ésta le resulta desagradable, porque no le da hijos, o una hija tras otra, o simplemente porque es un inconstante.

Una esposa evite estas situaciones desde el principio, mostrando fidelidad, buen carácter y habilidad. Pero, si no puede tener hijos, pídale que tome otra esposa. Cuando ésta le va a sustituir, recurra a lo que está en sus manos para que consiga una posición superior a la suya; una vez dentro, la trate como a una hermana menor. Procure que se prepare muy bien para la noche, y de forma tal que también se entere su marido. No haga caso si, por ser la favorita, se le muestra hostil o arrogante; y no se preocupe, si es negligente con el esposo. Si piensa que puede hacer algo, se lo enseñe de buena gana; y, cuando sabe que el marido escucha, aunque a escondidas, destaque sus extraordinarias cualidades.

Sea imparcial con los hijos de la otra, y extremadamente comprensiva con sus siervos. Se muestre afectuosa con sus amigos; no dedique muchas atenciones a sus familiares, pero sea muy atenta con los de ella.

En caso de que la sustituyan varias esposas, se alíe con la más próxima en edad. Instigue a que la privilegiada por el esposo discuta con la favorita anterior, provocándola; luego sienta compasión de ella. Coaligada con las otras, pero, sin comprometerse, procure desacreditar a la nueva benjamina. Sin embargo, cuando ésta discuta con el esposo, la apoye poniéndose de su parte, y la consuele; y mientras tanto fomente la discusión o, si se da cuenta de que la pelea es banal, se encargue de atizarla. Pero, si percibe que todavía el esposo tiene muchas atenciones con la rival, haga un esfuerzo para que se reconcilien. Compórtese así la esposa más anciana.

CÓMO DEBE ACTUAR LA MÁS JOVEN

La esposa más joven, por el contrario, considere a la mujer rival como a su madre. A sus espaldas no regale nada ni siquiera a sus familiares; todo lo que le concierne lo realice bajo su tutela, y, para dormir con el esposo, pida su consentimiento. No cuente a los demás lo que ella le ha dicho; tenga más atenciones con los hijos de ella que con los suyos.

En la intimidad está obligada a prodigarse con el esposo. Si le duele que otras mujeres la humillen, no lo cuente; se esfuerce por conquistar la atención especial y secreta del marido. Debe manifestar que está bien atendida, pero sin decirlo a los cuatro vientos por presunción o por pasión. Pues, efectivamente, una mujer que no guarda los secretos consigue que su esposo la desprecie; por temor de la mujer más anciana, debe aspirar a reconocimientos ocultos; así explica Gonardiya.

Si la esposa más anciana ha caído en desgracia con el marido, y sin hijos, sienta compasión por ella y procure que el esposo sienta lo mismo. Sin embargo, cuando ya le haya suplantado, se comporte como consorte única. Así se debe comportar la esposa más joven.

LA VIUDA QUE SE HA VUELTO A CASAR

Una viuda que, al sufrir por la debilidad de los sentidos, encuentra de nuevo un compañero amante de los placeres y con grandes cualidades es una viuda que se ha vuelto a casar[52]. Sin embargo, si se aleja también de éste, pues le encuentra escaso de cualidades, puede buscar otro hombre; es la opinión de los discípulos de Babhravya. Quizás todavía pue de encontrar a otro, si quiere ser feliz. Gonardiya opina que la felicidad resulta completa cuando se encuentran juntos cualidades y placeres; en relación con el hombre sin cualidades hay una diferencia. Vatsyayana dice que uno debe actuar como le dicta el corazón.

---

[52] Las segundas nupcias no se pueden santificar con el rito y, en realidad, se fundan en la simple convivencia.

Esta mujer, con los familiares, procure conseguir de su compañero beneficios que exijan gastos: fiestas, visitas a jardines, regalos, favores a los amigos y cosas parecidas. O procure con sus bienes enjoyarle tanto a él como a sí misma. En los regalos de amor no tiene que haber límite. Si abandona su casa por propia iniciativa, devuelva todo lo que el hombre le haya regalado, excepto los regalos de amor; si, por el contrario, la echa de casa, se quede con todo.

Tome posesión de la casa del compañero como si fuese la dueña. Con las esposas de buena familia compórtese con delicadeza; se muestre siempre educada con la servidumbre, y alegre y respetuosa con los amigos. Despliegue habilidad en las artes y una cultura superior a la media; si surgen motivos de enfrentamiento, se lo reproche ella misma al compañero. En la intimidad debe entretenerle con las sesenta y cuatro artes eróticas.

Sea servicial, por propia iniciativa, con las otras esposas; haga regalos a los hijos y les colme de atenciones como a soberanos. Se ocupe de adornos y vestidos; con la servidumbre y con los amigos sea muy generosa. Y por último sienta pasión por las reuniones, fiestas, diversiones en los jardines y con ocasión de las procesiones. Así debe actuar la viuda que se vuelve a casar.

La esposa caída en desgracia y afligida por la rivalidad con otras mujeres debe apoyarse en la que ocupa la posición más elevada, por decirlo de algún modo, en la prestación de servicios a su esposo. Muestre con ostentación el conocimiento de las artes; al ser una mujer marginada, no valen los secretos. Haga funciones de nodriza con los hijos del marido. Se gane la simpatía de los amigos y se comporte de tal manera que ellos hablan de su fidelidad. Preceda a todos en los actos de culto, en los votos y en los ayunos; sea atenta con la servidumbre y no se sienta muy importante. En la cama, accediendo al esposo, le convenza de su amor. No le reproche nada ni se muestre esquiva; si hay un enfrentamiento con alguna otra, intente llevarla de nuevo a una actitud afectuosa. Si él ama a una mujer en secreto, procure que se produzca esa unión y la mantenga oculta; y lo haga de tal forma que el esposo comprenda lo fiel y sincera que es. Así debe actuar la esposa caída en desgracia.

La vida en el harén

Se puede deducir de los apartados anteriores cómo se tienen que comportar las mujeres de un harén. Sus asistentes y sus damas de compañía lleven al soberano guirnaldas, ungüentos y vestidos, presentándolos como un obsequio de parte de las reinas. El rey lo acepte y, a cambio, les envíe lo que ha sobrado de un sacrificio[53]. Por la tarde, elegante-

---

[53] Excelente obsequio, pues lo que sobra de las ofrendas a una divinidad después del rito se considera cargado de poderes so-

mente vestido, visite a todas las esposas del harén juntas, suntuosamente engalanadas. Según el momento y los méritos les asigne una función y les recompense con manifestaciones de respeto, y mantenga charlas entretenidas. Después visite a las viudas que se han vuelto a casar; luego a las cortesanas que viven en el harén y a las actrices. Estas mujeres están en habitaciones, según el orden de rango ya expuesto.

Cuando el rey se levanta por la tarde de la siesta, las damas de compañía, acompañadas de las criadas de cada señora, le tienen que anunciar a qué esposa le corresponde el turno, quién se ha descuidado con él y quién está en periodo fecundo; le entreguen anillos y ungüentos que ellas han enviado, y le indiquen el siguiente turno y los días fértiles. Entonces el soberano, tras aceptar lo que le han enviado, establezca a quién toca.

Durante las fiestas se las atiende adecuadamente y participan en los festines, y también en los conciertos y en las exhibiciones. Las que habitan en el harén no deben salir, y el que vive fuera no puede tener acceso, excepto las mujeres a las que se considere irreprochables; de esta forma no se perturban las actividades. Ésta es la vida en el harén.

---

brenaturales.

LAS RELACIONES DE UN HOMBRE
CON MUCHAS ESPOSAS

Unas estrofas sobre el particular:

Un hombre que tiene muchas esposas
debe ser imparcial;
no les falte nunca al respeto
ni tolere doblez alguna.

De ninguna revele a las otras
ni el juego del amor,
ni un defecto físico,
ni un reproche hecho en confianza.

No deje nunca vía suelta a las mujeres,
cuando el motivo sea una esposa rival;
si una la critica por este motivo,
debe echarle a ella todas las culpas.

Adulará a las mujeres de esta forma:
a una, inspirándole confianza total;
a otra, con atenciones muy evidentes,
y, a una tercera,
con grandes manifestaciones de estima.

Las complazca de una en una
con paseos por los jardines, delicias, regalos,
honrando a sus familiares,
y con favores secretos de amor.

Una joven que sabe aguantar

y vive según las enseñanzas del tratado
somete al esposo
y domina a las esposas rivales.

LAS ESPOSAS DE OTROS

Un hombre puede tener relaciones con las esposas de otro por las razones ya expuestas. En relación con estas mujeres, hay que analizar, desde el principio, si se las puede conquistar, la falta de riesgos, si hay motivos para mantenerse alejados, las perspectivas futuras y su comportamiento. Sin embargo, cuando un hombre se da cuenta de que su deseo va quemando etapas, entonces, para evitar que el cuerpo sufra, puede dirigirse sin más a las esposas de otro. El deseo de amor tiene diez etapas, cuyas características son: mirada agradable, dedicación de la mente, nacimiento de la intención, falta de sueño, adelgazamiento, desinterés por cuanto le rodea, pérdida de todo pudor, locura, desfallecimiento, muerte.

En estas circunstancias, afirman algunos maestros, un hombre tiene que saber deducir del aspecto y de signos concretos el carácter, la sinceridad, la honestidad, la facilidad de conquista y la fogosidad de una joven. Vatsyayana sostiene, por el contrario, que, si uno tiene sólo en cuenta el aspecto y los signos específicos, se puede equivocar, la conducta de una mujer hay que valorarla basándonos únicamente en sus actitudes y en sus expresiones.

Gonikaputra opina que, cuando una mujer ve a un hombre guapo, colma el vaso del deseo, y le pasa exactamente lo mismo a un hombre, cuando ve a una mujer hermosa; pero, por distintas consideraciones, ellos pueden quedarse quietos.

Sobre el particular hay una diferencia en lo que se refiere a la mujer. Ella no toma en consideración ni lo que está ni lo que no está permitido por la ley sagrada; simplemente se inflama de pasión; pero con algunos escrúpulos no se puede seguir adelante y, aunque el hombre la corteje como le gusta a ella, por muchas ganas que tenga, tiende a retraerse. Sin embargo, si se la somete a un cortejo atosigante, termina cediendo.

El hombre, por el contrario, que respeta las normas de la ley sagrada y los usos y costumbres de los arios, aunque esté enamorado, se tira para atrás. Por estos convencimientos no cede, aunque le cortejen. Puede cortejar incluso sin motivo e, incluso después de haberse comportado así, no continuar; más tarde, cuando por fin ha conquistado a la mujer, se queda indiferente. Desprecia a la mujer fácil de seducir y la desea si le cuesta mucho conseguirla; es la opinión más corriente.

Exposición de motivos por los que una mujer no cede: Ama a su esposo; respeta a sus hijos; es una persona madura; está afligida por un dolor. Le resulta imposible quedarse sola; está nerviosa, pues el hombre se le insinúa de forma poco respetuosa; le falta convencimiento, porque no le resulta fácil entender lo que piensa él. No ve perspectivas, pues sabe que se ausentará, o que tiene puesta la mente en otro sitio; está preocupada, y no puede ocultar su estado de ánimo; ha revelado sus sentimientos a los amigos, y esto le preocupa. Sospecha que la corteja inútilmente; tiene miedo, pues es un hombre potente; es una "cierva", y por este motivo teme que sea muy fogoso o dotado. Se avergüenza, porque es un elegante, un experto en las artes, o porque, con anterioridad, le ha tratado como amigo. Está indignada, porque él no busca ni el momento ni el lugar adecuados; no lo estima, pues lo considera fuente de desprecio; tiene una pésima opinión de él, desde el momento en que, aunque alentado, no se percata de nada; y, si es una mujer "elefante", porque piensa que es un hombre "liebre" y débil en el amor.

Tiene compasión de él; quiere evitar por todos los medios que le pase algo desagradable. Siente desgana, porque ha visto en él algún defecto; teme que, si la descubren, la echen de su familia. Es esquiva, porque él tiene el pelo blanco; sospecha que le haya enviado su marido para someterle a una prueba; por último, respeta la ley sagrada.

Si un hombre se da cuenta de que tiene alguno de estos motivos para ser rechazado, desde el principio debe poner remedio. Si los motivos están ligados a los nobles sentimientos de la mujer, conseguirá lo que se propone acrecentando su pasión; si nacen de una imposibilidad, mostrándole los medios para superarla. Cuando son ocasionados por el sometimiento, debe establecer una intimidad profunda; si vienen del desprecio hacia él, debe mostrar mucho orgullo y su valía. En caso de que surjan del poco respeto hacia la mujer, lo remedie con la reverencia;

si dependen de un temor, inspirándole confianza.

LOS HOMBRES QUE TIENEN ÉXITO CON LAS MUJERES

Tienen éxito, generalmente, los siguientes hombres: los que conocen el *Kamasutra*; saben contar historias con maestría; han estado con ellas desde la infancia; se encuentran en plena juventud; han conquistado la confianza de la mujer con juegos y cosas parecidas; cumplen de buena gana encargos; conversan amablemente; hacen favores; antes han sido alcahuetes de otro; saben cuáles son los puntos débiles de la mujer.

También tienen éxito los que desea ardientemente a una mujer; los que, a escondidas, están en estrechas relaciones con una amiga; los que gozan de la fama de afortunados en el amor; uno que ha crecido con ella; un vecino de casa o un criado, cuando están enamorados; el esposo de la hermana de leche; un nuevo pariente recién incorporado; un hombre que frecuenta espectáculos y jardines y se muestra generoso; uno con reputación de ser muy viril; el osado; un héroe; los que superan a su esposo en cultura, encanto, cualidades y entrega en los placeres; y, por último, los que visten y viven gastando mucho.

MUJERES QUE SE PUEDEN CONQUISTAR SIN ESFUERZO

De la misma forma que un hombre tiene que

analizar sus probabilidades de éxito, también debe tener en cuenta la facilidad para seducir a una mujer; por este motivo vamos a hablar de las mujeres que se pueden conquistar sin esfuerzo. Se puede conquistar simplemente cortejándola: a la mujer que siempre se entretiene a la puerta; desde la terraza de casa mira a la calle; frecuenta una tertulia en la habitación de un vecino joven; mira a los hombres descaradamente; cuando se fijan en ella, responde con miradas de reojo. Del mismo modo a la que, sin motivo, se deja descalzar por una rival; odia a su esposo o éste la odia a ella; no guarda ninguna precaución; no tiene hijos; ha vivido siempre en familia; sólo ha tenido abortos; frecuenta las tertulias; es pródiga en atenciones.

Y también: a la mujer de un actor; a una chiquilla a la que se le ha muerto el marido; a una mujer pobre amante de los placeres; a una mujer más vieja con muchos cuñados; a la mujer soberbia con un marido insignificante; a una mujer orgullosa de sus cualidades y que se irrita por la estupidez de su esposo, por su insensatez o por su codicia; a la mujer que, cuando era chiquilla, un hombre pretendió como esposa con mucho ahínco, sin conseguir su objetivo por algún motivo, y que ahora de nuevo corteja.

Por último: a una mujer con idénticos puntos de vista, carácter, inteligencia, distintas formas de actuar a iguales costumbres; a una que espontáneamente tiende a ponerse de parte de ese hombre; a una que se avergüenza sin haber cometido falta alguna, y la humillan rivales de belleza parecida; a la que tiene a su marido de viaje; para terminar, a las esposas de hombres celosos o sucios, de *coksa*[54], de eunucos, de individuos que rechazan todo, de afeminados, cheposos, enanos o personajes muy feos, de cortadores de gemas, patanes, hombres que huelen mal, enfermos o viejos.

Dos estrofas sobre los temas tratados:

Un deseo que surge de forma natural,
reforzado por la iniciativa,
y que la prudencia poda de la inquietud,
puede ser muy firme, no fugaz.

Si ha comprendido las perspectivas personales,
estudiado los signos que ofrecen
las que son guapas,
y eliminado todo motivo de rechazo,
un hombre tiene éxito con las mujeres.

FORMAS PARA CONOCERLA MEJOR

Algunos maestros sostienen que a una doncella se la conquista más fácilmente con el cortejo personal que mediante una alcahueta, pero que la intermediaria puede resultar mejor que uno mismo para conquistar a las mujeres casadas, de índole más compleja. Vatsyayana considera que en cualquier circunstancia, dentro de las posibilidades, lo mejor es actuar personalmente; si la situación se complica,

---

[54] Por el comentario, se trata de una casta particular, en la que las mujeres generalmente ejercen la prostitución.

se recurra a una alcahueta. Según opinión común, las mujeres que cometen adulterio por primera vez y aquellas con las que se puede hablar sin cortapisas se deben seducir personalmente; las de características opuestas, a través de una intermediaria.

Quien decide cortejar directamente lo primero que tiene que hacer es conocerla. Uno se puede encontrar con una mujer de forma espontánea o calculada. El encuentro espontáneo tiene lugar cerca de casa; el calculado, cerca de casa de un amigo, de un familiar, de un ministro o de un médico, en una boda, en un sacrificio, en una fiesta, durante el tiempo libre, en la visita a un jardín y en otras ocasiones parecidas.

Cuando se produce el encuentro, el hombre la mire fijamente con expresión muy elocuente, se atuse el pelo, haga crujir las uñas y tintinear las joyas, se retuerza el labio y cosas parecidas, insistiendo en actitudes alusivas; y, cuando le devuelva la mirada, se ocupe de ella hablando con los amigos, aunque aparentemente se dirija a otra; muestre generosidad y amor por los placeres.

escuche; mantenga con un niño o con otra persona una conversación de doble sentido sobre ella, partiendo de otras; y, mientras habla, con una disculpa, aproveche para revelar lo que desea. Bese y abrace a un niño, pero, aludiendo a ella, le ofrezca betel con la lengua y le acaricie la barbilla con el índice, o sea, se valga de un pretexto o de otra persona, según las circunstancias y las ocasiones.

Si la mujer tiene un niño en las rodillas, mímelo dándole juguetes o quitándoselos; con esto consigue acercarse a ella y arrancar una conversación. Establecida una amistad con alguien que puede hablar con ella cuando quiere, ya tiene una disculpa para ir a visitarle. Mientras ella escucha, como si no la viera, hable del *Kamasutra*.

Cuando la conozca mejor, le deje varias cosas en prenda. Y cada día, a cada instante pretenda que se las vaya devolviendo poco a poco; por ejemplo, perfume o nueces de areca. Favorezca un encuentro con sus esposas en una reunión confidencial, en un lugar reservado. En caso de que busque el trabajo de un orfebre, de un cortador de gemas, de un joyero, de un tintorero con añil o con alazor, y cosas así, intente proporcionárselos entre los artesanos a su servicio, para poderla ver a todas horas y ganar su confianza. Y mientras tanto amplíe su intervención en otros campos; cualquier obra, objeto o habilidad que necesite, demuéstrele que conoce su uso, la producción, el origen, tener los medios y los conocimientos.

Discuta animadamente con ella y con su séquito de hechos acecidos en el mundo, y sobre el valor que tienen los objetos; intencionadamente haga apuestas y le conceda la función de árbitro. Si apuesta con ella, se lo encargue a otro que le sea fiel. Son distintos modos para conocerla mejor.

LOS CORTEJOS

Cuando la conozca mejor, si la mujer ha mostrado actitudes y expresiones de simpatía, la corteje como a una doncella, con estratagemas. Con las doncellas, en general, los cortejos deben ser sutiles, pues aún no han probado la unión con un hombre. Sin embargo, con éstas se puede ir de frente, pues ya conocen los placeres del amor.

Cuando la deseada ya ha mostrado su estado de ánimo y aparecen con claridad sus sentimientos, tendrá lugar el intercambio de objetos que les gusten, y el hombre gozará con lo que le toca. Puede aceptar un perfume caro, una capa, una flor o una sortija; la mujer reciba betel de su mano, y él, si va a una reunión con amigos, le pida una flor que adorne su pelo. Le regale, con toda intención, un perfume apreciado y muy buscado, que lleve impresas marcas de uñas y dientes; y procure, cortejándola sin parar, disipar sus temores. Tiene que proceder gradualmente; acercarse a ella en un lugar aislado, abrazarla, besarla, ofrecerle betel, colmarla de regalos, luego intercambiar objetos, y, por último, acariciarle las zonas secretas. Son los distintos tipos de cortejo.

En la casa donde corteja a una mujer, un amante no debe dirigir sus atenciones a otra; si la esposa más anciana ha cedido a las alegrías de los sentidos con él, debe mantenerla conciliadora con afectuosas adulaciones.

Dos estrofas sobre el particular:

Aunque sea fácil de conquistar,
un hombre no toque a una mujer
cuyo esposo muestre atenciones hacia otra.

El sensato no debe mirar

a una mujer dubitativa, vigilada, miedosa,
o con la suegra al lado;
sabe que no está seguro.

EXAMEN DE LA DISPOSICIÓN DE ÁNIMO

Un hombre, cuando empieza a cortejar, tiene que examinar el comportamiento de la mujer, y así se dará cuenta de su disposición de ánimo. Si ella no esconde sus intenciones, conquístela enviando a una alcahueta. Cuando no acepta que le cortejen, pero vuelve a encontrarse con él de nuevo, se debe saber que está indecisa y hay que conquistarla de forma gradual. Si rechaza los halagos, pero se viste elegantemente, y va así a hacerle una visita, quiere decir que el hombre tiene que poseerla a la fuerza cuando estén solos.

Si permite que le cortejen cuanto uno quiera, pero incluso después de haber pasado mucho tiempo no se entrega, es una mujer a la que le gusta que le colman de atenciones, aunque sea inútilmente; se la puede vencer cortando toda relación, ya que la mente humana es inconstante.

Si una vez cortejada, se retrae, no se encuentra con él, pero tampoco lo rechaza, ya que respeta, tanto en el hombre como en ella, la dignidad y el orgullo, es una mujer a la que se pue de seducir con mucho esfuerzo, gracias a una profunda intimidad; se la conquiste recurriendo a una alcahueta que conozca bien sus puntos débiles.

Si es objeto de atenciones y las rechaza de forma

zafia, conviene dejarla. Sin embargo, cuando demuestra afecto, aunque haya sido poco amable, se puede intentar convencerla. Si por algún motivo se deja tocar, como si no lo notase, está indecisa; se la puede seducir con constancia y paciencia.

Si una mujer aparece echada junto a él, el hombre, fingiendo dormir, apoye la mano en el cuerpo de ella. En caso de que ella, simulando también sueño, finja no darle importancia, pero lo aleje al despertarse, es porque desea otras atenciones. Quiere decir lo mismo cuando uno pone su pie en el pie de ella. Si esto funciona, el hombre vaya más lejos a intente abrazarla mientras duerme. Si ella no lo consiente y se levanta, pero al día siguiente aparece como de costumbre, quiere decir que desea que la cortejen; sin embargo, si no se hace viva, hay que conquistarla recurriendo a una alcahueta. Se la puede conquistar también cuando durante mucho tiempo no se hace viva, pero luego se encuentra con él como si nada hubiera pasado.

El hombre se acerque a la mujer que haya dado muestras de aceptación y revelado sus intenciones. Así se pueden percibir éstas. Incluso cuando no se le corteja, le traicionan sus expresiones, y aparece en lugares apartados. Habla temblando y con balbuceos; le sudan los dedos de las manos y de los pies y la cara. Tiene interés en darle masajes en la cabeza y en las piernas. Tocada de amor, mientras hace sus prestaciones de masajista con una mano, con el otro brazo busca el contacto con el cuerpo y lo envuelve. Como si estuviera confusa o cegada por el sueño, le toca con los muslos y con los brazos y se detiene así un buen rato. Roza la frente en sus muslos. Si le pide que le dé masajes en la ingle, no lo rechaza; apoya una mano, sin moverla, y, cuando la aprieta fuerte entre las piernas, la retira después de pasado un rato. Si acepta este cortejo del hombre, al día siguiente vuelve a darle masajes. No se encuentra con él muy a menudo, pero tampoco lo evita. Cuando están solos, le revela su disposición de ánimo; a incluso en lugares no privados, sin ningún pretexto, abiertamente.

Si nadie puede acercarse a ella sin que esté un criado a su lado y, a pesar de que el hombre haya mostrado claramente sus intenciones, no cambia de actitud, hay que conquistarla a través de una alcahueta que conozca sus puntos débiles. Pero, si le da esquinazo, conviene que reflexione sobre lo que conviene hacer. Es el examen de la disposición de ánimo.

Valgan unas estrofas sobre el particular:

De entrada, conviene conocerla,
más tarde se inicia una conversación;
y, en el transcurso de la misma,
se captan las intenciones recíprocas.

Si por las respuestas entiende
que sus insinuaciones encuentran eco,
un hombre corteje a una mujer
sin ningún tipo de reparo.

A la mujer que con su actitud
demuestra ya su inclinación

hay que cortejarla de entrada
la primera vez que uno se la encuentre.

La que recibe pequeñas atenciones
y da respuestas muy claras a las mismas,
conviene saberlo, ya está vencida;
es una que desea el placer.

Hay una regla muy sutil
para la mujer firme, tímida o a examinar:
ya están conquistadas
las que tienen una actitud clara.

LAS FUNCIONES DE LA ALCAHUETA

Un hombre se puede acercar, a través de una alcahueta, a la mujer que ya ha demostrado actitudes y expresiones de beneplácito, pero que no se hace viva, y a la que no conoce. La alcahueta busque entrar en su casa con un tacto irreprochable, y alegre su vida contándole episodios inventados, desvelándole distintas formas para fascinar a los hombres y contando hechos acaecidos en el mundo, cuentos escritos por artistas e historias de adulterio. Haláguela ensalzando su belleza, cultura, elegancia y buen carácter, y le insinúe el lamento, diciendo: «¿Cómo es posible que una persona como tú tenga un marido así?» Exclame: «¡Querida, no es digno ni de ser tu esclavo!»

Cuando ya se la haya ganado, hable insistentemente, ante ella, de la débil pasión de su esposo, de sus celos, falsedad e ingratitud; le acuse de que no le gustan los placeres, de avaricia, de inconstancia y de cuantas otras culpas escondidas se pueden encontrar en él. Se fije en el defecto que más le molesta a insista en el mismo. Si la mujer es una "cierva", no supone demérito para el esposo ser un hombre "liebre"; un argumento parecido vale para la "yegua" y la mujer "elefante".

Gonikaputra opina que, una vez conseguida la confianza de una mujer, un hombre puede acercarse a ella por los buenos oficios de una alcahueta, si es el primer adulterio que comete o es de índole compleja.

La alcahueta le cuente las aventuras de ese hombre y sus amores, pintándoselos bien. Y, cuando ya la vea en un adecuado estado de ánimo, le exponga astutamente sus intenciones, expresándose así: «Escucha, querida, te vas a sorprender. Parece que ese tipo, un joven de familia bien, lo ha visto en un sitio y se ha quedado trastornado. Es muy sensible, pero nunca hasta ahora había sentido algo así; está atormentado, e incluso podría morirse.» Así tiene que sonar la descripción.

Conseguido esto, al día siguiente, si nota buena disposición en su voz, en su rostro y en su mirada, prosiga la conversación. Relate delante de ella las peripecias de Ahalya, Avimaraka, Shakuntala[55] y cosas parecidas, y otras historias populares, adecuadas a las circunstancias. Describa la virilidad del enamo-

---

[55] Avimaraka es el héroe epónimo de una obra teatral de Bhasha, que cuenta sus amores apasionados con la princesa Kurangi.

rado, su maestría en las sesenta y cuatro artes, su éxito con las mujeres; y cuente sus amores secretos, reales o no, con una señora muy estimada, y se fije en la reacción de la mujer.

Reacciones favorables: cuando vuelve a ver a la alcahueta, le dirige la palabra y le invita a sentarse; le pregunta dónde ha estado, dónde ha dormido, comido, paseado o qué ha hecho. Se deja ver a solas; le solicita una historia corta. Pensativa, suspira y bosteza; le hace regalos, se acuerda de ella en las fiestas solemnes, le deja irse con la condición de que vuelva. Exclama: «Tú que hablas siempre tan bien, ¿por qué dices cosas tan inoportunas?», con lo que le empuja a proseguir la conversación. Admite las culpas del hombre, o sea que es un mentiroso y un inconstante; desea que le cuente que se han visto antes y que han charlado, sin decirse nada personalmente; y, una vez que ella le expone los deseos del cortejador, se ríe como si los despreciara, pero no reacciona indignada.

Cuando la mujer muestre una actitud favorable, la alcahueta la consolide evocando recuerdos del enamorado. Sin embargo, si todavía no le resulta familiar, la conquiste describiendo sus cualidades y su pasión. Svetaketu opina que la función de la alcahueta no vale para un hombre o una mujer que no se conocen ni han mostrado signos de gustarse. Los discípulos de Babhravya sostienen que conviene a dos personas cuyas inclinaciones son ya de dominio público, aunque no se conozcan. Según Gonikaputra, vale para los que, teniendo amistad, no conocen sus intenciones recíprocas. Vatsyayana opina, por el contrario, que es útil incluso para los ni se conocen ni han revelado su estado de ánimo, ya que la alcahueta despierta confianza.

Exhiba muchos regalos ante las mujeres de este último tipo: betel, ungüento, una guirnalda, un anillo o un vestido que él le envía. Éstos lleven, como corresponde, huellas de arañazos y de mordiscos del enamorado y otras señales. En el vestido deje la marca de manos juntas, coloreadas con azafrán. La alcahueta muestre a la mujer hojas recortadas, que simbolicen distintos deseos, además de pendientes y rosarios con tarjetas escondidas, en las que él revela sus ambiciones; la intermediaria le apremie a intercambiar obsequios.

Después de haberse intercambiado signos de beneplácito mutuo, mantengan un encuentro fiándose de la alcahueta. Los discípulos de Babhravya opinan que esto puede tener lugar en el transcurso de una visita a un templo o de una procesión, durante unos juegos en el parque, baños, matrimonios, sacrificios, diversiones y fiestas, cuando se declara un incendio o hay confusión por un robo, si se pone en marcha el ejército de un país o la gente está distraída mirando un espectáculo, y en otras muchas ocasiones. Gonikaputra considera que se puede propiciar fácilmente el encuentro en casa de una amiga o de religiosas pertenecientes a distintas órdenes. Vatsyayana juzga, por el contrario, que lo mejor es ir y entrar en casa de la mujer, cuando la entrada y salida es de fácil acceso y conoce cómo ponerse al reparo de riesgos; ningún otro sabrá la hora y le resultará fácil hacerlo.

Los distintos tipos de alcahueta son: la autorizada, la limitada, la portadora de cartas, la intermediaria de sí misma, la tonta, la esposa alcahueta, la silenciosa y la "embajadora del viento".

La "autorizada" es la que, dominada la situación basándose en los deseos de la mujer y del cortejador, lleva a cabo la misión bajo su criterio. Suele actuar cuando los dos se conocen y ya han hablado; encargada por la mujer, incluso cuando los dos se conocen, pero nunca han hablado; y por curiosidad, si ella considera a los dos afines uno a otro, aunque no se conozcan.

La alcahueta "limitada" es la que, sólo en parte al corriente de la cuestión y del cortejo, termina lo que está en suspenso. Es útil para un hombre y una mujer que ya han podido descubrir las intenciones recíprocas, pero que se ven esporádicamente.

La "portadora de cartas" lleva sólo los mensajes. Vale para informar del lugar y hora a los que ya tiene sentimientos profundos y se conocen bien. Es "intermediaria de sí misma" la que, invitada por otra para que le haga de embajadora, visita al hombre por propia iniciativa, como si no supiese nada; le cuenta que ha hecho con él el amor en sueños, o critica a su mujer, si él confunde por equivocación sus nombres, y con un pretexto parecido se muestra celosa. O le regala algo marcado con señales de uñas y dientes, explicando que desde el principio deseaba hacerle un regalo; y, cuando están solos, le pregunta con insistencia quién es más guapa, si ella o su esposa. Esta mujer procura que la vean, y conviene recibirla en un lugar apartado.

Es también "intermediaria de sí misma" la que, fingiéndose embajadora, trabaja para otra, pero mientras trasmite sus mensajes aprovecha para conquistar a su destinatario y perjudicarla. Esto también vale para un hombre, cuando hace de intermediario de otro.

A veces una mujer se gana la confianza de la esposa —una ingenua— del enamorado, y consigue que se acerque a visitarla libremente, se informa de los movimientos del hombre, le enseña trucos, le arregla para que se le insinúe, hace que se enfade, le explica cómo tiene que actuar y, por fin, ella misma le imprime señales de arañazos y mordiscos; por este camino le da entender al marido su deseo. En ese caso la esposa es una "alcahueta tonta"; a través de ella recibe las respuestas de la mujer.

A veces puede ser el hombre el que utiliza a su ingenua esposa; hace que establezca relaciones, porque se fía de ella, con la mujer que quiere conquistar, y a través de ella le aclara cuáles son sus intenciones, además de revelarle su experiencia. Es la "mujer alcahueta"; por ella comprenderá incluso las reacciones de la otra.

En caso contrario, puede mandar a una criada muy joven, sin malicia, con un pretexto inocente; en este caso coloca en una guirnalda o en un pendiente una tarjeta escondida, o deja la marca de arañazos y mordiscos. Es la "alcahueta silenciosa"; a través de ella el hombre puede solicitar la respuesta de la amada.

Si, en lugar de esto, encarga a una mujer imparcial referir palabras que contengan una alusión a algo ya conocido, pero incomprensible para los demás, o que tienen un sentido general y otro más sutil, es la "embajadora del viento"; también en este caso se busca una respuesta de la mujer a través de ella. Son los distintos tipos de alcahueta.

Valgan unas estrofas sobre el particular:

Una viuda, una adivina, una esclava,
una monja o incluso una artesana
rápidamente encuentran el camino de acceso,
consiguen la confianza
y saben hacer de alcahuetas.

Suscite odio hacia el esposo,
describa los atractivos del rival,
y descubra, incluso ante las demás,
las extraordinarias delicias del amor con él.

Pinte la pasión del amante,
reiterando lo experto que es en el placer,
cuente que le pretenden mujeres importantes,
pero que él ha tomado una decisión.

Hasta por una palabra no pretendida,
que se le escapa por equivocación,
la alcahueta sabe volver atrás,
pues es una experta en la conversación.

LAS AVENTURAS AMOROSAS DE LOS SEÑORES

Entrar en casa de otro no está permitido ni al

rey ni a los altos funcionarios, pues el pueblo se fija en su comportamiento y los imita. Los habitantes de todo el mundo saben cuándo sale el sol, y también ellos se despiertan; luego ven que prosigue su curso y siguen su ejemplo. Por esto los poderosos no deberían ser indulgentes con ningún gesto de ligereza tanto por irrealizable como por irreprochable. Pero si, forzados por las circunstancias, tiene que comportarse así, recurran a estratagemas.

El jefe de un pueblo, un funcionario o el hijo de un responsable de los campos, mientras son jóvenes, pueden conquistar a las mujeres del campo con una palabra; los *vita* les llaman "infieles". Se puede hacer el amor con éstas en muchas ocasiones: en el curso de prestaciones obligatorias de obra, en el interior de los graneros y mientras transportan la mercancía hacia dentro o hacia fuera; cuando se arregla la casa, mientras trabajan en el campo, cuando se consigna el algodón, la lana, la fibra de lino o de cáñamo, o se reciben las hilaturas; cuando venden, adquieren o subastan objetos, y cosas parecidas.

Lo mismo pasa al superintendente de los rebaños con las mujeres de los pastores y al responsable de las hilaturas con las viudas, las mujeres sobre las que ningún hombre ejerce la potestad y las monjas mendicantes; también le pasa al oficial de policía, pues conoce los puntos débiles de las que encuentra por la calle cuando hace la ronda de noche, y al superintendente de mercancías, durante las compras y las ventas. En la Ashthamichandra, en la Kaumudi, en la fiesta de prima vera y en ocasiones así, las mujeres de los pueblos grandes, de las ciudades y de las aldeas suelen distraerse con las que viven en el harén del palacio del soberano. Entonces, al término de los festines, las mujeres de la ciudad entran en las habitaciones de las damas del harén; se sientan a conversar, reciben regalos, beben y se despiden por la tarde. Si el rey desea a una de estas mujeres, encarga a una esclava que se entere quién es, que converse con ella y la entretenga mostrándole delicias de todo tipo. Y, cuando la mujer aún está en su casa, le puede avisar: «Durante la fiesta te enseñaré las maravillas del palacio real»; y, en el momento oportuno, puede seducirla.

La invite a ver, por fuera, el suelo de coral, el empedrado con incrustaciones de piedras preciosas, el jardín arbolado, la pérgola de vides, los baños y las terrazas con sus pasadizos secretos en los muros; le enseñe pinturas, ciervos domesticados, telares, pájaros, jaulas de tigres y de leones, y todo lo que le había indicado. Luego, en un aparte, le cuente la pasión que siente el soberano por ella, y le describa cuán experto es haciendo el amor; si consiente, le prometa discreción. Si, por el contrario, opone resistencia, entonces aparezca el soberano, que, tras halagarla con gestos delicados y hacerle sonreír, la despida afectuosamente en compañía de otras.

El soberano también puede ganarse al marido de la mujer que desea amar con favores a invitar continuamente, por el lazo establecido, a sus esposas al harén; entonces encargue a una esclava, y prosiga todo como se ha dicho. O una dama del harén, mandando a su criada, establezca amistad con la escogida; una vez que tenga buenas relaciones, le pida con algún pretexto que le haga una visita. Cuando venga a visitarle, reciba regalos y bebidas, luego se le acerque una esclava del rey y se desarrolle todo como se ha explicado. En caso contrario, si la mujer guapa que hay que seducir es una experta en alguna rama del saber, una mujer del harén le puede invitar, con amabilidad, para que haga una demostración; entonces se le acerque una esclava del soberano, y el resto, todo igual.

Cuando se trata de la esposa de un hombre que ha tenido un contratiempo, o teme algo, una monja mendicante puede hacerle un planteamiento así: «Una dama del harén, que goza de la estima del rey y cuyas palabras tienen mucho peso, presta mucha atención a lo que yo digo. Dado que, por naturaleza, consigo que se compadezcan de mí, con una estratagema intentaré conseguir que me conceda audiencia y vienes tú conmigo. Ella remediará la terrible desgracia sucedida a tu esposo». Si la mujer acepta, le haga entrar en palacio dos o tres veces; la dama del harén le garantice con todo tipo de seguridades y, cuando ya no quepa en sí de alegría, al oír que ya no tiene nada que temer, se le acerque una esclava del soberano, y se desarrolle el resto como se ha dicho antes. El mismo argumento vale para las esposas de hombres que ambicionan ciertas rentas, tiranizados por los ministros, retenidos a la fuerza, débiles en la vida cotidiana o insatisfechos con sus bienes; o, que deseando entrar entre los agraciados del soberano, aspiran a un puesto entre sus favoritos, son vejados por los parientes o a su vez pretenden vejarlos, se prestan como delatores, y para otros hombres que persiguen un fin.

Por otra parte, si la mujer escogida tiene ya relaciones ilícitas con otro, se puede ordenar que la arresten, convertirla en esclava y, gradualmente, meterla en el harén. Por último, se puede difamar al marido de una mujer como enemigo del rey a través de un emisario, y luego, con el pretexto de mantenerlo alejado de la esposa, se le hace entrar en el harén. Son métodos secretos, usados, sobre todo, por los príncipes.

De todas las formas, los soberanos no deben entrar en las habitaciones ajenas. Así, un lavandero, asalariado de su hermano, mató a Abhira, rey de Kotta, cuando estaba en casa ajena; y un guardián de caballos quitó la vida a Jayatsena, soberano de Kashi.

Sin embargo, la vida amorosa pública se debe desarrollar según los usos locales. En Andhra las doncellas del país, diez días después de las nupcias[56], van al harén con un regalo, y allí el rey las posee y luego se vuelven a casa. En Vatsagulma las mujeres del harén de los ministros más importantes visitan por la noche al soberano para prestarle sus servicios.

En Vidarbha, con el pretexto de la amistad, las damas del harén hospedan por un mes o por una quincena a las mujeres guapas de la región. Entre los habitantes del extremo Oriente los hombres ofrecen a los ministros y al soberano a sus agraciadas espo-

---

[56] Si, como dice Vatsyayana, la castidad de los recién casados debe prorrogarse durante diez días, se trata de un *ius primae noctis*.

sas, en señal de amistad. Y, por último, en Surashtra las mujeres de la capital y del resto del país se acercan en grupo o de una en una a la corte para deleitarse con el rey.

Dos estrofas sobre el particular:

Éstos y otros muchos subterfugios
relacionados con las esposas de otro
se dan en los distintos países
y se llevan a la práctica por los soberanos.

No debe entretenerse con estas cosas el rey
preocupado por el bienestar de su pueblo;
ya que, una vez que ha reprimido
a sus seis enemigos[57],
él dominará la tierra.

EL COMPORTAMIENTO DE LAS MUJERES DEL HARÉN

Dado que las mujeres del harén están bajo custodia, ningún hombre puede ir a visitarles; y, además, como hay un solo esposo y común para muchas, no reciben satisfacción. Por esto se pueden dar placer una a otra recurriendo a subterfugios. Vistiendo de hombre a su hermana de leche, a una amiga o a una esclava, y calmando su deseo con la utilización de instrumentos de forma adecuada sacados de tubérculos, raíces o frutos, a objetos artificiales.

---

[57] Los seis vicios del hombre: deseo (desmedido), ira, avaricia, orgullo, intoxicación, lujuria.

En otros casos acostándose encima de estatuas de hombres con el miembro al aire.

A veces los soberanos son comprensivos y, aunque lo hagan sin pasión, se aplican penes artificiales y se unen cuantas veces sean necesarias, incluso con muchas esposas en una sola noche. Sin embargo, a la que ellos aman, o a la que está de turno, o a la que se encuentra en el periodo fecundo la abordan con deseo. Son los distintos usos en los pueblos orientales.

Con el método adoptado por las mujeres se ha insinuado también que los hombres que no consiguen tener relaciones aplacan la excitación con distintas personas, seres de otra naturaleza, estatuas femeninas o simplemente tocándose.

Muy a menudo las damas del harén consiguen que entren con las criadas hombres elegantemente disfrazados de mujeres. Para convencerlos, se pueden utilizar a las hermanas de leche, que tienen relaciones de intimidad con ellos, haciéndoles ver las posibilidades. Ellas les indican lo fácil que resulta entrar, salir, la amplitud del edificio, las distracciones de los guardias y la frecuente ausencia de la servidumbre. Pero no se debe persuadir a una persona a que entre con engaño, pues esto es una falta.

Vatsyayana considera que, para un hombre elegante, sería mucho mejor no entrar en un harén, aunque sea de fácil acceso, ya que se trata de una empresa muy arriesgada. Sin embargo, puede entrar, si el lugar tiene salida, está en la frondosidad de un bosque, dispone de muchos salones y unos pocos guardias negligentes, y el rey está de viaje, después de examinar todas las razones, cuando le han invitado muchas veces a la vista de un beneficio, ha observado la entrada a las habitaciones y las mujeres le han indicado cómo debe hacerlo. De todas las formas, en la medida de lo posible, procure salir todos los días.

También él puede, simulando otro motivo, establecer amistad con los guardias de fuera. Finja que le gusta una criada que trabaja en palacio, y que está al corriente de sus intenciones; cuando no la encuentra, se sienta desconcertado. Organice una red de alcahuetas con las mujeres que suelen entrar en el harén; y aprenda a reconocer a las espías del soberano.

Sin embargo, si a la alcahueta no le resulta fácil entrar, y la mujer que le gusta ya se ha dado cuenta de sus intenciones, el hombre se ponga donde ésta le pueda descubrir. También en este caso debe utilizar a una criada, como pretexto, con los guardias. Si aquélla le dirige la mirada, él muestre actitudes y expresiones de pasión. Donde ella habitualmente aparece ponga una pintura que la represente, hojas con trozos de canciones de doble sentido, y objetos para jugar, un rosario o un anillo impresos con signos de amor. Conocida la respuesta de la mujer, haga todo lo posible por entrar en el harén.

La espere a escondidas donde sabe que ella suele acudir; o, disfrazado de guardia y con su consentimiento, a una hora determinada se cuele dentro. También le pueden meter o sacar envuelto en una alfombra o en un mantel.

Otra posibilidad es que se libere de la sombra y de las apariencias con los hechizos de la desaparición. Se procede de la forma siguiente: conviene cocer, para que el humo no se expanda, un corazón de mangosta, frutos de *choraka* y de *tumbi* y ojos de serpiente; luego se machaca el compuesto con una parte igual de ungüento para los ojos y con agua. Si uno se embadurna los párpados con esto, se hace invisible y ya no da sombra. Por último, puede entrar durante las fiestas de luna llena, entre la gente que lleva lámparas o a través de un paso subterráneo.

Valgan unas estrofas sobre el particular:

Incluso mientras se sacan mercancías,
cuando entran los carros,
o si las criadas están muy atareadas
por ser fiestas en las que se suele brindar;

al mudarse de residencia,
con el cambio de la guardia,
al ir a jardines o procesiones
y al volver de una de aquéllas;

si, por último, el rey ha emprendido
una expedición cuyo éxito
requiere mucho tiempo,
pueden, sobre todo, los jóvenes
colarse dentro, o también salir.

Las mujeres que moran en el harén,
conociendo los recíprocos enredos,
suelen establecer alianzas;
por eso pueden hasta fastidiar a las demás.

Está claro que uno las puede corromper enfren-
tándolas,
    ofreciéndoles a todas el mismo objetivo;
    pues, al no temer una traición,
    inmediatamente consigue lo que ambiciona.

Entre los habitantes del extremo Occidente, las mujeres que frecuentan la corte son las que introducen en el harén a hombres distinguidos, porque la guardia se ocupa poco de esto; en Abhira, ellas consiguen lo que buscan con los guardias del harén, que pueden adornarse con el nombre de *kshatriya*, mientras que en Vatsagulma dejan entrar acompañando a las criadas, vestidos como ellas, a jóvenes elegantes. En Vidarbha los hijos se unen con las damas del harén —excepto con su madre—, y pueden ir cuando quieren. En Strirajya hacen el amor con ellas familiares y amigos, que, por esto, pueden entrar libremente, y no otros; en Gauda, también los brahmanes, los amigos, los subordinados, los criados y los esclavos. En la región del Indo se unen con los guardias de la entrada y con los artesanos, a los que no se les impide entrar en las habitaciones, y con otros así. En las regiones de Himavat los hombres temerarios corrompen a la guardia con dinero y entran en grupo. En Vanga, en Anga y en Kalinga los brahmanes de la ciudad, al estar encargados de llevarles flores como regalo, van a visitar a las mujeres del harén, y el soberano lo sabe. Mantienen la conversación tras una cortina; y en esas circunstancias hacen el amor. En las regiones del Este cada grupo de nueve o diez mujeres mantiene a un joven escondido. De esta forma se puede seducir a las esposas de otro, y es el comportamiento de las mujeres del harén.

CÓMO CUSTODIAR A LAS ESPOSAS

El hombre custodie a sus esposas manteniéndolas alejadas de estas ocasiones. Los maestros aconsejan para el harén guardias vacunados contra la tentación amorosa. Gonikaputra objeta que éstos, por miedo o por dinero, podrían dejar entrar a otro hombre; por eso deben estar vacunados contra la tentación amorosa, contra las amenazas y contra la corrupción. Virtud es ausencia de engaño, pero se puede renunciar a ella por miedo; para Vatsyayana, deben ser de probada virtud y vacunados contra el miedo.

Para conocer su honestidad o deshonestidad se puede examinar a las esposas, recurriendo a mujeres que les cuenten cosas de otros, sin revelar sus intenciones; es lo que dicen los discípulos de Babhravya. Para Vatsyayana, como entre los jóvenes los enredos tienen éxito, no hay que tentar sin motivo a un inocente. Las causas de corrupción entre mujeres son: reunirse demasiado a menudo, falta de barreras, egoísmo del marido, excesiva libertad en el comportamiento con los hombres, quedarse solas porque el marido está de viaje, residir en un país extranjero, tener problemas de subsistencia, visitar a mujeres sin escrúpulos y los celos del marido.

Nadie que examine, como consta en este libro,

los medios expuestos
en la sección de las esposas de otro,
o sea experto en el tratado,
tendrá que enfrentarse
con que las mujeres le engañan.

Como estas prácticas sólo valen en ciertos casos,
se pueden percibir claramente los riesgos
y van contra la ley sagrada y lo útil,
uno no debería mirar a las esposas de otro.

Esto se convierte en una ventaja
para los hombres,
si se hace para vigilar a sus esposas;
estas normas no son para conocerlas mejor,
sino para perjudicar a la gente.

LA PROSTITUCIÓN

Examen de los amigos, de los hombres con los que hay que tratar o no y de las razones para establecer una relación

En su relación con un hombre las prostitutas encuentran el placer y, naturalmente, los medios de subsistencia. Si su motivación es el placer, se comportan espontáneamente; por el contrario, cuando buscan dinero, mantienen un comportamiento artificial. Pero incluso en este caso una prostituta debe intentar hacer que parezca espontáneo; pues efectivamente los hombres confían en las mujeres dedicadas al amor. Para mostrar su falta de artificio no debe ser avariciosa, ni pretender conseguir dinero con medios ilícitos para asegurar su futuro. Siempre elegante, se detendrá mirando por la calle mayor, de tal forma que la vean, pero sin destaparse demasiado, ya que tiene la naturaleza de mercancía.

Entable amistad con cuantos le puedan servir para conquistar a un amante, alejarlo de otras, poner remedio a sus desgracias y ganar dinero, y para que los posibles clientes no la desprecien. Estas personas son: guardias, magistrados, astrólogos, individuos valientes, héroes, hombres de cultura similar, maestros en las artes, *pithamarda*; *vita*, *vidushaka*, fabricantes de guirnaldas, perfumeros, vendedores de licores, lavanderos, barberos, religiosos mendicantes y otros parecidos, según el fin buscado. Hombres con los que sólo hay que verse por las ganancias: el independiente, el joven, el rico, el que no necesita que le mantengan otros; un funcionario, uno que ha conseguido una renta sin esfuerzo, está movido por rencillas o dispone de ingresos continuos; el que se considera afortunado en amor, el fanfarrón y el impotente que aspira al título de hombre; el que rivaliza con los de su nivel, el generoso por naturaleza, el que tiene influencia en palacio o un ministro; uno que se entrega al destino, es indiferente a su dinero, trasgrede la autoridad de sus padres, resulta muy importante para los familiares o es hijo único rico; el que pertenece a una orden religiosa, ama en secreto, es un héroe o un médico.

Sin embargo, hay que frecuentar por sus buenas cualidades a todos los que pueden dispensar amor y reputación. Así suelen ser estos amantes: de familia noble, erudito, experto en todos los saberes, poeta, maestro en la narración y elocuente; decidido, conoce las distintas artes aplicadas, respeta a los ancianos, tiene altos ideales, gran determinación y una inquebrantable fidelidad. No siente envidia, es generoso, fiel a los amigos, le gusta asistir a las asambleas, a las tertulias, a los espectáculos, a las reuniones y juegos de sociedad. Es sano, no está mutilado, se muestra fuerte, no bebe; es muy viril y educado, acompaña y piropea a las mujeres, pero no se siente sometido por ellas. Tiene una vida independiente, no es zafio, ni celoso, ni inseguro.

Veamos ahora las cualidades de una enamorada: guapa, joven, signos de buen augurio y se muestra extremadamente dulce; le gustan los valores y no el dinero; desea los placeres del amor, tiene un ánimo estable, no cambia de actitud; busca la distinción, vive siempre sin avaricia, le gustan las tertulias y las artes.

Los valores generales son: inteligencia, buen carácter y educación; honestidad, gratitud, previsión, provisión y fidelidad a la palabra dada; saber distinguir el momento y el lugar oportunos, vivir como persona elegante; evitar la depresión, reír continuamente, la perversidad, la calumnia, la ira, la avidez, la arrogancia y la volubilidad; corrección en la conversación y, por último, ser expertos en el Tratado del amor y en sus ciencias adicionales. Si se da la espalda a estas buenas cualidades, se queda uno con sus defectos.

Hombres a los que no hay que ver: al tísico, al enfermo, al afectado de lombrices o con mal aliento; al que ama a su mujer, es vulgar hablando, es avaro, despiadado, o ha sido abandonado por los padres; al ladrón, al hipócrita, al que practica magia con raíces; al indiferente al honor o al deshonor, a se deja corromper con el dinero incluso de sus enemigos y, por último, al hombre demasiado púdico.

Según los maestros, las razones para tener una relación son: pasión, miedo, ganancia, rivalidad, venganza, curiosidad, una decisión, aflicción, escrúpulo moral, fama, compasión, el consejo de un amigo; vergüenza, parecerse al amado, riqueza, apaciguamiento del deseo, paridad social, vecindad, visitarse continuamente y esperanza en un futuro. Para Vatsyayana, los motivos son simplemente las ganancias, salvaguardar los perjuicios y el amor. Por amor, sin embargo, no se deben perjudicar las ganancias, pues esto último es el principal motivo. En caso de temor y de situaciones parecidas se analice la importancia relativa. Hemos expuesto el examen de los amigos, de los hombres con los que hay que verse o no y de las razones para establecer una relación.

CÓMO ATRAER AL POSIBLE CLIENTE

Incluso si le invita un posible cliente, una prostituta no debe aceptarlo rápidamente, pues los hombres desprecian a las mujeres fáciles de conseguir. Para conocer el motivo envíe, vestidos de criados, a mensajeros, cantantes y bufones, o a otros a las dependencias del hombre; y, si no hay nadie, al *pithamarda* y a los de su entorno. Por ellos conocerá la integridad o no del candidato, si siente deseo o rechazo, si es apasionado o indiferente, si generoso o avaro. Si encuentra lo que va buscando, entable amistad con él mandando por delante al *vita*.

Luego, con la disculpa de una pelea de perdices, gallos o carneros, o de enseñar a hablar a papagayos o estorninos, o de un espectáculo o de una manifestación artística, el *pithamarda* le lleva a casa de la prostituta o a ella a casa de él. Una vez allí, la mujer le ofrezca como regalo de amor un objeto que suscite simpatía y curiosidad diciendo: "¡Personalmente para ti!" Lo alegre con su conversación y con actos galantes que le satisfagan. Tras despedirse, le envíe un regalo por una criada que sepa contar chistes; o le haga una visita acompañada del *pithamarda*, fingiendo un pretexto. Es la forma de atraer al posible cliente.

Valgan unas estrofas sobre el particular:

A quien visita, ofrezca con amor
betel, guirnaldas
y ungüentos refinados
y tenga conversaciones sobre las artes.

Cuando hay afecto, le regale objetos,
y los intercambie con él;
y muestre deseo
de hacer el amor por propia iniciativa.

Con regalos afectuosos, propuestas
o simples actos de cortesía,
una vez ligada al amante,
procure, después, hacerlo feliz.

CÓMO SE COMPLACE A UN AMANTE

Una vez unida al amante, para hacerlo feliz, la prostituta viva como si ella fuese su única esposa. En resumen, haga lo necesario para que el hombre se encariñe con ella, pero sin que ella llegue a encariñarse de él, comportándose, sin embargo, como si lo amase.

Debe aparecer sometida a su madre, que será cruel y avara del dinero, o, a falta de ésta, a una madrastra. Ésta se muestre poco satisfecha con el cliente y se lleve a la hija por la fuerza. En estas circunstancias, la prostituta siempre aparente descontento, disgusto, vergüenza y miedo, pero no desobedezca las órdenes maternas. Le hable de una enfermedad, en realidad ficticia, siempre la misma, que aparece sin motivo, no causa rechazo ni es visible ni continuada; aduciéndola como pretexto, cuando tenga motivos, para evitar tener que ir a visitar al amante. A pesar de todo, mande a una criada que vaya a recoger las flores que han sobrado de una ceremonia y betel afirmando que quiere llevarle consuelo.

Durante el amor se muestre maravillada por sus exquisiteces; aprenda las sesenta y cuatro artes eróticas y ponga en práctica con regularidad las que éste le ha enseñado. Cuando estén solos, se comporte adecuándose a las costumbres del amante; exprese sus deseos, y esconda eventuales defectos en las partes secretas del cuerpo. En la cama, cuando el hombre se aleja de ella, no se muestre indiferente, sea condescendiente, si le acaricia las partes íntimas, lo bese y lo abrace mientras duerme.

Lo mire cuando tiene la mente puesta en otro sitio, o mientras pasa por la calle mayor, desde la terraza que hay encima de su casa; si él se da cuenta, muestre su desconcierto y con esto su sinceridad. Odie a sus enemigos, sea amiga de los que él quiere, sienta placer con lo que a él le gusta; comparta su alegría y su dolor, quiera saber cosas de sus mujeres y no mantenga un enfado por mucho tiempo. Si él tiene señales de arañazos y mordiscos, aunque se los haya hecho ella, sospeche de otra.

No hable de su amor, sino que lo manifieste con

sus actitudes; sin embargo, puede insinuársele borracha, amodorrada o enferma, y se exprese con claridad incluso cuando el hombre tenga un comportamiento digno de elogio. Mientras habla, preste atención al significado de sus afirmaciones; después de escucharlo, lo alabe, intervenga en la conversación y conteste a lo que le ha dicho; esto, si el amante es fiel.

Se interese por sus conversaciones, a excepción de las que se refieren a las esposas rivales. Cuando él suspira, bosteza, se atranca en una palabra o se cae, le desee buen augurio; dígale "¡Salud!", si estornuda, imita o se siente eufórico. Si está de mal humor, lo justifique con el pretexto de un dolor o ganas de quedarse embarazada. No alabe a otro hombre por sus cualidades, ni critique a quien tiene los mismos defectos que él, conserve lo que le regala. Si le ofende por ligereza, o si tiene un contratiempo, se quite todas las joyas y ayune. Se lamente de lo que le ha sucedido; diga que está dispuesta a abandonar el país con él, y le proponga que le rescate del soberano[58]. Cuando lo tenga cerca, lo llame fuerza de su vida; si él gana dinero, realiza sus deseos o recobra la salud, lleve una ofrenda que había prometido con anterioridad a su divinidad protectora.

Sea elegante y moderada en la comida; si canta,

---

[58] Es probable que se aluda a la cortesana que depende directamente del Estado (situación descrita en el *Arthashastra*), en el que se indica que la suma necesaria para rescatarla es muy elevada, 24.000 *pana*, en relación con su salario anual de unas 1.000 *pana*.

pronuncie entre las palabras el nombre y apellido del amante. Cansada, le coja la mano, la apoye en el pecho y en la frente y, satisfecha de esta alegría, se adormezca; siéntese y duerma en sus rodillas. Si se aleja de ella, sígalo.

Tiene que desear un hijo de él y expresar el deseo de morir antes que su amado. No hable, en secreto, de algo que le afecta sin que él se entere. Le impida realizar promesas o ayunos, afirmando que ella asume la culpa; en caso de que no consiga detenerlo, siga su ejemplo. Si surge una discusión, describa el asunto como insoluble incluso para él.

No establezca diferencias entre lo que pertenece al amante o a ella. Procure no frecuentar ni tertulias ni otras situaciones mundanas sin él; se contente con guardar las flores que han sobrado tras una ofrenda a los dioses y coma las sobras. Debe honrar a la familia de él, el carácter, la habilidad, la casta, la cultura, el aspecto, las propiedades, el país, los amigos, las cualidades, la edad y la cortesía. Si es valiente, le invite a que cante, y cosas parecidas. Vaya a visitarle sin preocuparse de temores, de frío, de calor y de lluvia. Si se muere, exclame en los funerales: "¡Ojalá me toque en una vida futura de nuevo a mí!"

Se adecúe a sus deseos y gustos, a sus inclinaciones y a sus comportamientos amorosos. Sospeche de la magia con raíces que él habría utilizado para someterla. Cuando él pretenda hacerle una visita, finja estar continuamente riñendo con su madre, y, si ésta quisiera llevarle a otro sitio a la fuerza, pida que le den el veneno, ayunar hasta la muerte, un puñal o una cuerda. Persuada al amante de su inocencia con emisarios, o critique sin reparos su vida. Sin embargo, no discuta nunca por dinero, y no emprenda ninguna acción sin consultar con su madre.

Si parte hacia tierras lejanas, le haga jurar que volverá pronto; en su ausencia, se abstenga de la limpieza personal y de pintarse, pero procure ponerse un amuleto, o una sola pulsera de concha porque es de buen augurio. Lamente los sucesos acaecidos, vaya a ver a las adivinas y escuche las predicciones; envidie a las constelaciones, a la luna, al sol y a los astros porque el amado las puede ver y no a ella. Si tiene un sueño feliz, desee que preanuncie su llegada; si sueña algo malo, se muestre perturbada, y haga una ceremonia para neutralizarlo. Cuando el amante vuelva, dé gracias al dios amor, realice ofrendas a los dioses, haga que las amigas distribuyan los regalos con los que se celebran los acontecimientos felices y se lo agradezca a los cuervos que le han trasmitido los presagios. Cuando ya no se trata de la primera vez que ha hecho el amor con él, repita todo, olvidándose sólo del agradecimiento a los cuervos.

Si el amante se ha encariñado con ella, prometa seguirlo hasta la muerte. Un amante así tiene estas características: da libre desahogo al sentimiento, no cambia de comportamiento, hace lo que la mujer desea, no tiene dudas y es desinteresado en cuestiones de dinero.

Todo esto ha quedado expuesto, a título de ejemplo, siguiendo las prescripciones de Dattaka. Lo que no ha sido explicado, la prostituta lo aprende de la gente y de la naturaleza de los hombres.

Valgan estas dos estrofas sobre el particular:

Por su sutileza y por su gran codicia
y porque no se consigue juzgarlas con naturalidad,
es difícil distinguir los signos de amor
entre las mujeres,
incluso para quien se dedica a esto.

Aman, se vuelven indiferentes,
encantan y abandonan,
llevándose a veces todas las riquezas;
jamás se consigue conocer a las mujeres.

MÉTODOS PARA SACAR DINERO

Se puede sacar dinero a un amante apasionado
naturalmente o con estratagemas. Sobre el particular
algunos sostienen que, si se consigue espontáneamente lo que se necesita e incluso más, una prostituta no debería recurrir a otros medios. Para Vatsyayana, el amante dará incluso el doble de lo pactado,
si se recurre a estratagemas.

Escoja entre las mercaderías, según el momento
y a cambio de dinero, joyas, alimentos, bebidas, collares de flores, vestidos, perfumes y cosas parecidas,
ante el amante, al que elogiará por su riqueza. Puede
utilizar la disculpa de que tiene que sufragar votos,
cuidar jardines, templos, lagos, parques, fiestas o
hacer regalos; o lamentar que le han robado sus joyas unos guardias o unos ladrones, cuando iba a visitarle; o incluso que ha perdido lo que tenía, porque

se declaró un incendio, porque reventó una pared los ladrones o por una desgracia en su casa, y lo mismo se le puede ocurrir con las joyas prestadas o de propiedad del amante. Haga públicos, sirviéndose de los invitados, los gastos que tienen que afrontar para ir a visitarle; contraiga deudas por su culpa, y discuta con su madre por escaparse para ir a su encuentro. No vaya a las fiestas de los amigos porque no tiene nada que regalarles; antes, incluso, muestre al amante, y se lo recuerde, los regalos de valor que le hicieron éstos. Debe renunciar a algo a lo que estaba acostumbrada.

Puede, además, aducir como justificación un trabajo de un artesano en beneficio del amante; hacer un favor, por algún motivo, a un médico o a un ministro, y una ayuda a amigos, muy serviciales, en dificultad; o trabajos en casa, ritos que cumplir por el hijo de una mujer a la que quiere mucho, ganas de un embarazo, una enfermedad o el deseo de aliviar la pena de un amigo. Venda, invocando el bien del amante, parte de sus chucherías; o le muestre a un mercader, con el fin de empeñarlas, sus joyas o los objetos preferidos de su casa para que crea que está ahogándose. Si hay intercambio de muebles parecidos con otras cortesanas, pretenda tener alguno que la distinga.

No olvide, sino pregone, las atenciones recibidas en el pasado; le haga llegar lo mucho que ganan otras cortesanas, pero a éstas, en su presencia, les describa sus ingresos extraordinarios, reales o no, casi avergonzándose. Rechace ostentosamente a los clientes de antaño que intentan acercarse a ella, con la promesa de ingresos espectaculares, y recalque el comportamiento generoso de sus rivales. Por fin, haga que le suplique un niño, que le asegure que ya no volverán a acercarse jamás otros amantes. Son los distintos métodos para sacar dinero.

Cómo reconocer al hombre desenamorado

Una prostituta debe saber reconocer al amante desenamorado por su cambio de humor y por la expresión de su cara. Un hombre así es muy poco generoso; establece lazos con persona s hostiles; dice que va a hacer una cosa y se dedica a otra; interrumpe sus costumbres; se olvida de lo prometido o lo cumple de otra forma. Habla con sus compinches por señas; duerme en otro lugar, buscando como pretexto un compromiso con un amigo; y, además, se dirige a hurtadillas a la servidumbre de la mujer con la que antes mantenía relaciones.

Antes de que él se dé cuenta, la prostituta tiene que apropiarse, pretextando otro motivo, de sus objetos de valor, que luego un falso acreedor le quita por la fuerza. Si el amante se opone, éste lo lleve ante el juez. De esta forma se reconoce al hombre desenamorado.

Cómo descartar a un amante

Al amante fiel, que en tiempos pasados fue de provecho, si ahora ofrece pocos beneficios, la prostituta lo mantenga con ella, pero lo engañe. Sin embargo, si él ya no tiene nada, se lo quite con apaños, sin miramientos, recurriendo a la ayuda de otro hombre. Se interese por lo que no le gusta a insista en lo que no está de acuerdo; apriete los labios, restriegue los pies, hable de temas que le resulten raros y muestre desinterés y desprecio por los que él conoce. Mortifique su orgullo, establezca relaciones con hombres superiores a él, lo ignore, reproche a quien tiene los mismos defectos que él y, por fin, se entretenga en lugares apartados.

Si se le acerca con premura para hacer el amor, esté nerviosa; le niegue la boca, se tape el vientre, muestre repugnancia a arañazos y mordiscos. Si intenta abrazarle, se lo impida interponiendo los brazos en forma de aguja; se quede rígida, cruce los muslos y muestre ganas de dormir. Si lo ve cansado, lo provoque; si no consigue hacer el amor, se ría; en caso contrario, no tenga ganas ni de noche ni de día; cuando se dé cuenta de sus ganas, salga a visitar a personas importantes.

Si hablan, tergiverse sus palabras; se ría, si no es un chiste, y, si cuenta algo gracioso, finja que le divierte otra cosa. Mientras habla él, mire con el rabillo del ojo a la servidumbre y dé unos golpecitos; lo interrumpa y hable de otra cosa. Describa en público los errores y vicios de los que no consigue liberarse, y haga que una criada aluda a sus puntos débiles. Cuando viene, no salga a recibirle, le pregunte lo que no debe, y al final ella misma lo despida. Son normas, según Dattaka, para tratar a los amantes.

Dos estrofas sobre el particular:

Prostitución es unirse a los clientes
tras atenta valoración,
dar placer al hombre
con el que se tienen relaciones,
sacarle dinero mientras está entusiasmado
y al final liberarse de él.

La prostituta que, al acoger a sus clientes,
se comporta según esta norma
jamás se deja engañar por ellos
y acumula muchas riquezas.

RECONCILIACIÓN CON UN AMANTE YA DISFRUTADO

Cuando una prostituta deja a un amante un instante después de haberle exprimido todo lo que tenía, puede reestablecer una relación con un hombre
que ya había disfrutado. Lo puede hacer si es rico, y
ha vuelto a ganar mucho dinero, si le sigue atrayen-
do. En caso de que se dirija a otra, hay que pensárse-
lo. Este hombre puede ser, basándose en los hechos,
de seis tipos: la ha abandonado espontáneamente, y
también porque le dio la gana ha dejado a la otra; se
ha tenido que alejar de las dos porque ambas le han
rechazado; rompió la relación con ella porque le dio
la gana, mientras que la otra le ha puesto a la puerta
de la calle. O la abandonó porque le dio la gana y
todavía está con la otra; le dejó a ella porque le echó,
y a la otra porque le dio la gana; por fin, rechazado
por ella, se encuentra aún con la otra mujer.

Si un hombre que ha abandonado porque le ha dado la gana tanto a ella como a la otra le vuelve a proponer ser amante, la prostituta no debe reconciliarse con él; no le interesan las cualidades de ninguna de las dos y es una persona voluble.

Quien ha dejado a las dos porque le han puesto a la puerta de la calle es un hombre constante. En caso de que éste, aunque sea rico, haya sido rechazado por una prostituta que ganaba mucho por otra fuente, cabe la posibilidad de reiniciar una nueva relación; pues se puede pensar que, enfadado con aquélla, será muy generoso con ésta por indignación. No vale la pena, sin embargo, si le ha abandonado por pobre o por avaro.

Al hombre que se fue de su lado porque le dio la gana, mientras que la otra lo ha echado, se le puede acoger si desde el principio se muestra dispuesto a ser generoso.

En caso de que se proponga como amante un hombre que se alejó de ella porque le dio la gana y aún está con la otra, hay que someterlo a un examen. Es posible que se haya acercado a otra mujer buscando algo especial y, al no encontrarlo en aquélla, quiera volver de nuevo a sondearla; una vez a su lado, se mostrará generoso, pues es un hombre apasionado. O también podría ser que haya conocido los defectos de aquella mujer y ahora, en la amante anterior, encuentra las mejores cualidades; este hombre, que reconoce las ventajas, será extremadamente pródigo. Pero, si la prostituta se da cuenta de que el pretendiente se parece a un niño, cuya mirada se posa en todas partes, o que le gusta mentir, o que sus pasiones duran tan poco como el azafrán, o que es un individuo capaz de todo, puede restablecer los lazos con él o dejarlo.

Al hombre que ella echó y que ha dejado a la otra porque le dio la gana, en caso de que se proponga como amante, hay que someterlo a examen. Podría ser que quiera volver de nuevo por amor, y entonces sería muy generoso; le han cautivado sus cualidades, mientras con la otra no sentía placer alguno. También existe la posibilidad de que, al haber sido puesto a la puerta de la calle sin razón, ahora vuelva con deseo de venganza; o que, después de que coja confianza, quiera llevarse el dinero del que ella se apropió mientras él la cortejaba; o incluso que se proponga pagarle con la misma moneda, a incube la intención de abandonarla después de haberla separado de su actual amante. Con un hombre así, que piensa cómo puede perjudicarla, no debe reiniciar la relación. Si, más tarde, él piensa de otra forma, hay que descubrirlo con el tiempo. Y vale exactamente igual para el hombre que ella echó y sigue con la rival, aunque le haga propuestas.

A hombres así, que se ofrecen como amantes cuando la prostituta está unida a otro, se les puede sacar ventajas. Se puede pensar: lo ha echado para tener campo libre, el amante se ha dirigido a otra parte y ahora tiene que poner todo el empeño en reconquistarlo; o hablará sólo con él, y la otra le plantará; o incluso infligirá un golpe bajo al orgullo de su amante actual. Otros motivos: le ha llegado la hora de ganar dinero, ha mejorado su lugar de residencia, ha obtenido un cargo importante, se ha alejado de la mujer, ha conseguido liberarse de los vínculos de dependencia, o, por fin, se ha alejado del padre o del hermano. La prostituta puede pensar, por el contrario, que, haciendo las paces con él, tiene la posibilidad de conquistar a un amante rico, a quien ha mantenido alejado de ella el hombre con el que vive ahora. O puede considerar que, si la mujer lo trató mal, conseguirá alejarlo de ella; o incluso, sabiendo que un amigo de este hombre ama a una rival de ella, que la odia, estima que conseguirá alejar, a través de él, al amigo de aquélla; o finalmente puede suponer, ya que es un inconstante, que le hará comportarse como un calavera.

A un hombre así tanto el *pithamarda* como todos sus compañeros le contarán que, la vez anterior, fue la maldad de la madre de la prostituta la que acabó echándole, pues ella, aunque lo quisiera, no podía hacer nada; y le explicarán que ella ahora acompaña a su amante actual sin pasión alguna, más bien odiándolo. Le convencerán recordándole los antiguos gestos de afecto de la mujer, llenos de recuerdos cada uno de ellos aparecerá unido a una atención de él. Es la reconciliación con un amante ya disfrutado.

Algunos maestros sostienen que, entre un amante nuevo y uno frecuentado con anterioridad, este último es mejor, porque ya se conoce su carácter, ya se ha probado su pasión y resulta fácil de complacer. Vatsyayana considera, sin embargo, que un amante ya frecuentado, dado que sus bienes han sido totalmente exprimidos, no ofrece demasiado dinero, y es difícil conquistar su confianza, mientras que el

amante nuevo se enamora con facilidad. A pesar de
todo, siempre hay excepciones, según la naturaleza
de los hombres.

Unas estrofas sobre el particular:

Se desea la reconciliación,
para alejar a la rival del cliente,
o a este último de ella
o para dar un golpe bajo al amante actual.

Cuando el hombre es bastante apasionado,
teme que ella se una con otro,
cierra los ojos ante las ofensas
y por miedo es muy generoso.

Dé placer a quien no es fiel,
y maltrate al amante apasionado;
cuando viene el mensajero de otro
persona muy importante,

aunque la mujer con el tiempo
acabará dedicándose al primero que se ofreció,
no interrumpiendo la reconciliación,
pero sin abandonar al amante que le es fiel.

Mantenga relaciones
con quien es apasionado y dulce,
aunque atienda también al otro;
una vez que le haya sacado dinero,
complazca al hombre que la ama.

La mujer experta se reconcilie

con un acompañante ya disfrutado,
examinando muy bien
perspectivas, beneficios, gran amor y amistad.

Distintos tipos de ganancias

Si una prostituta tiene numerosos clientes y gana mucho diariamente, no puede limitarse a entretener a un solo amante; establezca el precio por noche, teniendo en cuenta el lugar, tiempo y condiciones, sus cualidades y su éxito, calculando también su valor relacionándolo con las demás. En sus relaciones con el cliente se valga de mensajeros y de personas cercanas a él, y los envíe ella misma. Puede visitar al mismo hombre dos, tres, cuatro veces para obtener unos ingresos extraordinarios; y haga todo lo que sea necesario para complacerle.

Para algunos maestros, cuando se presentan a la vez varios clientes y las ganancias son parecidas, hay que orientarse preferentemente hacia el que le ofrece los bienes que ella desea. Sin embargo, Vatsyayana opina que debe preferir al hombre que le entrega dinero en oro, ya que no se puede devolver y es fuente de cualquier otra cosa. Entre oro, plata, utensilios de cobre, bronce y hierro, ropa de cama, colchas, vestidos, perfumes, especias, vajilla, flor de manteca, aceite, cereales y animales hay que preferir siempre lo que precede. En caso de que los objetos ofrecidos se parezcan, porque son más o menos iguales, se llevará la palma, tras tener en cuenta los consejos de un amigo, la precariedad del regalo, las perspectivas de futuro, las cualidades del cliente y el afecto.

Según el parecer de algunos maestros, entre un hombre enamorado y otro generoso evidentemente hay que dar preferencia al segundo. En realidad, es posible suscitar tendencia a regalar en un hombre enamorado, ya que incluso un avaro cede cuando se apasiona; pero no se ha dicho que, si se persevera, el generoso no se inflame de amor; es la opinión de Vatsyayana.

Más aún, entre el rico y el pobre se prefiere al rico; entre el amante generoso y el que cumple lo que le interesa a la mujer, está muy claro que hay que escoger a este último; es lo que opinan algunos maestros. Para Vatsyayana, el que cumple lo que le interesa a la prostituta, una vez que lo ha hecho, se considera satisfecho; el hombre generoso, por el contrario, no se fija en el pasado. En este caso la preferencia se basa en las perspectivas de futuro.

Siguiendo la opinión de algunos maestros, entre un hombre agradecido y otro generoso evidentemente hay que privilegiar al segundo. El generoso, sin embargo, aunque haya sido durante mucho tiempo el preferido, si descubre una simple ofensa o que otra cortesana se le muestra hostil por equivocación, no tiene en cuenta los anteriores servicios de esa mujer; pues los hombres generosos son, por regla general, muy dignos, honestos y demasiado atentos. El individuo agradecido, por el contrario, que tiene en cuenta los servicios que se le han prestado, no se desenamora de un plumazo, y, dado que se ha sometido su carácter a una prueba, no le importa que alguien se muestra hostil sin motivo; es la opinión de Vatsyayana. También en este caso, la preferencia debe establecerse basándose en las perspectivas futuras.

Para algunos maestros, entre la palabra de un amigo y la ganancia en dinero, es obvio que se escoja lo último. Vatsyayana considera, en cambio, que la ganancia siempre está a su alcance, mientras que un amigo se puede enfadar, cuando no se respeta su palabra. En este caso hay que inclinar la balanza basándose en lo que parece más precario. Y en esas circunstancias la mujer puede acallar a su amigo mostrándole los motivos y asegurándole que lo que él desea puede tener lugar al día siguiente, y así conseguir un dinero que en caso contrario se le escaparía.

Entre ganar a impedir perder hay que preferir, con toda claridad, lo primero, afirman algunos maestros. Pero las ganancias tienen proporciones limitadas, mientras que las pérdidas, una vez puestas en movimiento, no se sabe a dónde van a acabar; es la opinión de Vatsyayana. En un caso de este tipo la decisión depende de la importancia relativa. Basándose en el mismo principio, en relación con una ganancia dudosa es preferible evitar un perjuicio. Las ganancias extraordinarias de las cortesanas de rango superior sirven para levantar templos y cuidar lagos y jardines, construir presas y capillas para el fuego sagrado, regalar un buen número de vacas a los brahmanes a través de dignos intermediarios y promover ceremonias y ofrendas a los dioses, o para conseguir el dinero que se necesita para estos gastos.

Las prostitutas más distinguidas que viven de su belleza destinen lo que excede de sus ganancias para cubrirse de joyas, construirse una casa suntuosa y amueblarla espléndidamente con muebles de gran valor y con servidumbre.

Los ingresos extraordinarios de las mejores entre las llamadas "aguadoras" deben servir para llevar siempre vestidos blancos, saciarse de comida y bebida, que no les falten nunca perfumes y betel, y para conseguir adornos dorados.

Basándonos en algunos maestros, es posible conocer cómo hay que emplear los ingresos excesivos de todas, incluidos los de las prostitutas de categoría media o baja. Para Vatsyayana, ésta no puede ser una regla, ya que las ganancias son inciertas según el lugar, tiempo, riquezas, capacidades, pasión y usos de la gente.

La prostituta puede aceptar una pequeña compensación si desea mantener alejado al cliente de otra, o quiere robarle un amante fiel, o incluso si pretende privar de las ganancias a su rival. O, cuando considera que, estableciendo una relación con aquel cliente, conseguirá una buena posición, mayor bienestar, perspectivas de futuro y muchas visitas; en caso de que quiera inducirlo a que le ayude a impedir una pérdida, o si piensa ultrajar a otro hombre, apasionado, aparentando una cortesía que tuvo con ella como si nunca lo hubiera hecho; o simplemente por deseo de amor, con buena disposición de ánimo. No debe aceptar una compensación modesta, cuando se dirige a un hombre para asegurar una oportunidad o evitar un perjuicio.

Busque una ganancia inmediata del cliente, si proyecta abandonarlo y reconciliarse con otro; si considera que está a punto de dejarla, o de volver con su mujer; o si lo retiene en vísperas de superar un momento difícil. Incluso, cuando piensa que va a llegar el superior que lo dirige, o sea, el amo o el padre; o si considera que está a un paso de perder su posición, o es un inconstante.

Si existen estas perspectivas futuras: el hombre recibirá un favor prometido por el soberano, o conseguirá un cargo o un buen puesto; está muy cerca de conseguir recursos estables, pronto llegará su barco cargado de mercancías, va a recoger su cosecha; lo que se hace por él no cae en saco roto, o mantiene siempre las promesas; en estos casos, la prostituta ponga la mirada en él y le haga de mujer.

Unas estrofas sobre el particular:

Mantenga bien alejados
tanto para el futuro como en el presente
a los que se han enriquecido con esfuerzo
y a los crueles, en cuanto queridos por el rey.

Si evitando a unos hombres tiene perjuicios
y bienestar en caso de que los frecuente,
se dirija a ellos, aunque le cueste esfuerzos,
y visítelos con algún pretexto.

A los hombres que de buena gana dan
riquezas inmensas por el mínimo servicio,
son generosos y muy ardientes
les visite incluso corriendo con los gastos.

GANANCIAS Y PÉRDIDAS: EXAMEN DE LAS CONSECUENCIAS Y DE LAS DUDAS, Y LAS DISTINTAS CATEGORÍAS DE PROSTITUTAS

Las ganancias perseguidas llevan consigo también pérdidas, consecuencias y dudas. Éstas pueden nacer de una inteligencia débil, de una presencia excesiva de pasión, de la doblez, de la honestidad, de la confianza o de la ira, por negligencia, por ligereza o por el destino. El resultado es la inutilidad de los gastos realizados, la falta de perspectivas, la evaporación de unas ganancias esperadas, la pérdida de cuanto se ha conseguido; la mujer se vuelve grosera, accesible a todos, contrae enfermedades, y, por último, la pueden rapar el pelo, apresarla y mutilarla porque termina siendo culpable de algún delito. Por este motivo ella debe hacer un esfuerzo por evitar desde el principio estos defectos y procurar situaciones que esencialmente prometen ganancias.

Los tres factores de las ganancias son: lo útil, la ley sagrada y el amor, mientras que los tres factores de las pérdidas son: el perjuicio, la inmoralidad y la aversión. Si, mientras se ponen en práctica éstos, se consigue algún otro, se trata de una "consecuencia". Cuando no estamos seguros de alcanzar un determinado objetivo, o sea no estamos seguros de que algo se realice, tenemos la "duda pura". Si puede suceder algo o todo lo contrario, se tiene la "duda mixta". Cuando se persigue un fin y se consiguen dos, se tiene un "doble resultado"; en caso de que se consigan resultados por varios caminos, se tendrá un "resultado colectivo". Intentaremos ilustrar todo esto.

La naturaleza de los tres factores de las ganancias ha sido ya discutida; lo contrario son los tres factores de las pérdidas.

Cuando una prostituta, que visita a un hombre de excelentes cualidades, consigue un beneficio económico claro, una buena aceptación general, perspectivas, visitas y solicitudes por parte de otros, esto es algo útil que tiene como consecuencia lo útil. Visitar a otro hombre, del que se consigue sólo dinero, es algo útil, pero sin consecuencias.

Cuando se acepta dinero de otro, se rompen las perspectivas de un amante fiel, se experimentan pérdidas financieras o le visita alguien al que todos aborrecen, ínfimo, algo que destruye cualquier posibilidad de futuro, estamos ante algo útil que tiene como consecuencia un perjuicio.

Frecuentar, cargando con los gastos, a un héroe o a un ministro poderoso y tacaño, incluso cuando no hay compensación alguna, para luchar contra una adversidad, hacer desaparecer las causas de un grave desastre económico y generar perspectivas futuras, es un perjuicio que tiene como consecuencia o útil. Cuando se seduce, cargando con los gastos, a un avaro, a un hombre que se cree irresistible, a un ingrato o a un mentiroso, y al final no se consigue nada, es un perjuicio sin consecuencias. Cuando de la misma forma se pretende seducir a un hombre, que es el favorito de un soberano muy cruel a influyente, y al final no se consigue nada, mientras que liberarse de él lleva consigo algunos problemas, es un perjuicio que trae como consecuencia otro.

Según este principio se aplicarán las consecuencias también a la ley sagrada y al amor; además se combinarán los distintos factores de forma apropiada. Éstas son las distintas consecuencias.

Cuando la prostituta se pregunta si el hombre, aunque satisfecho, será generoso o no, se tiene una duda sobre lo útil. Cuando no hay seguridad de que sea justo, sin conseguir beneficio alguno, abandonar a un amante que ya no da nada, porque se le ha exprimido como a un limón, es una duda sobre la ley sagrada. ¿Nacerá el amor o no, si se frecuenta a un siervo a otro hombre de baja condición, sin conocer sus intenciones? Es la duda sobre el amor.

Se tiene una duda sobre el perjuicio cuando no resulta nada claro si un hombre poderoso y de baja condición, no satisfecho, puede hacer daño o no. Si se abandona o se muere un amante apasionado, que no ha proporcionado ventaja alguna, ¿es una acción culpable o no? Es la duda sobre la inmoralidad. Cuando no se entiende lo que el amante desea, ya que no expresa ni siquiera pasión, ¿es acaso intolerancia? Es la duda sobre la aversión. Éstas son las "dudas puras".

Ahora expondremos las "dudas mixtas". Cuando se dedican atenciones a un forastero de carácter desconocido, o a un hombre poderoso llegado hace poco, relacionado con un favorito, surge la duda si tendrá como resultado lo útil o un perjuicio. Un sabio sacerdote, un estudiante, y por tanto sometido a la castidad, o un hombre que ha sido consagrado, ha he cho votos o pertenece a una secta particular, después de ver a la cortesana, se ha apasionado y está a punto de morir; si ella lo visita, por la petición de un amigo o por benevolencia, la duda está en saber si la acción es conforme a la ley sagrada o contraria a la misma. Acercarse a un hombre sin conocer sus méritos, simplemente porque se lo indican otros, que no están seguros de cómo es, implica la duda: ¿surgirá amor o aversión? Estas posibilidades se deben combinar unas con otras: son las "dudas mixtas".

Si, al visitar a otro hombre, se saca una ventaja, y al mismo tiempo se consigue otro tanto de un amante apasionado, por rivalidad, es un útil por dos lados. Pero, si un encuentro, que se lleva a cabo cargando con los gastos, resulta infructuoso, y el amante apasionado se enfada y se lleva sus regalos, se consigue un perjuicio por dos caminos. Cuando no se sabe si se sacará ventaja de la visita, y si el amante apasionado, por competencia, se mostrará generoso, es una doble duda sobre lo útil. De un encuentro que exige gastos, en caso de que sea imposible saber si un amante anterior, hostil, encorajinado provocará algo desagradable o no, o si el hombre fiel, indignado, retirará todo lo que le ha regalado, se tiene una doble duda sobre el perjuicio. Son los "resultados dobles", según Svetaketu.

Los discípulos de Babhravya, por el contrario, mantienen: cuando del encuentro con un hombre se consiguen unas ganancias, mientras que del amante apasionado se sacan ventajas, incluso sin ir a visitarle, tiene lugar un doble útil. Si, realizando una visita, hay que correr con los gastos sin resultado alguno, mientras que, si se le niega al amante fiel, se derivan inevitablemente unas pérdidas, se tiene un perjuicio por dos caminos. Cuando uno no está seguro de que, al visitar a un hombre, éste será generoso sin mirar gastos, ni que, no recibiendo visitas, el amante apasionado se mantendrá generoso, existe una doble duda sobre lo útil. Cuando, por último, en el caso de una visita que exige gastar dinero, no es seguro de que el amante de un tiempo atrás se mostrará hostil y muy duro, y tampoco es seguro de que el hombre fiel, privado de estas visitas, por despecho, ocasionará pérdidas, se tiene una doble duda sobre el perjuicio.

Cuando se cruzan estas situaciones, el resultado es: de una parte, lo útil, de otra el perjuicio; por una cara lo útil, por otra la duda sobre lo útil; por un lado, lo útil, por otro la duda sobre el perjuicio; por una parte, perjuicio, por otra, la duda sobre lo útil; por una cara perjuicio, por otra la duda sobre el perjuicio; por un lado la duda sobre lo útil y por otro la duda sobre el perjuicio. Éstos son los seis resultados mixtos.

En casos parecidos, después de haber reflexionado con los amigos, se acepte la duda sobre lo útil, cuando las ganancias parecen muy consistentes o resulte posible amortizar un grave perjuicio. De esta forma, basándose en un razonamiento parecido, se pueden ponen ejemplos hasta de casos relacionados con la ley sagrada y con el amor. Éstos se combinan y se cruzan entre sí. Son los "resultados dobles".

Varios *vita* juntos suelen recibir a una sola prostituta: es la selección en compañía. Cuando una mujer tiene relaciones con uno o con otro debe buscar sacar ventajas de cada uno por la rivalidad que los separa. En la fiesta de primavera y en ocasiones parecidas haga que la madre advierta: "Hoy mi hija se irá con aquél que le satisfaga éste o aquel deseo". Luego, en los encuentros que surgen de esta competencia, valore las ventajas. útil en un sentido, o en todos los sentidos; perjuicio por una parte o por todas partes; útil a medias, o en cada caso; perjuicio a medias, o en todos los casos: los "resultados colectivos". Como antes, también aquí aplíquense las dudas sobre lo útil y sobre el perjuicio, y procúrese mezclarlas; y prácticamente lo mismo se haga en relación con la ley sagrada y con el amor. Es el examen de las consecuencias y de las dudas relacionadas con las ganancias y las pérdidas.

Las distintas categorías de prostituta son: la aguadora, la mujer infiel, la desinhibida, la danzarina, la artesana, la mujer completamente corrompida, la que vive de su belleza y la cortesana. Para todas éstas vale, en los términos adecuados a cada una, los planteamientos sobre clientes y amigos, cómo satisfacerlos, métodos para sacar dinero, cómo descartar a los amantes y reconciliarse con ellos, éxitos de los distintos tipos de ventajas y examen de las consecuencias y dudas relativas a las ganancias y pérdidas. Ésta es la prostitución.

Como cierre, dos estrofas sobre el particular:

Ya que los hombres persiguen el placer,
y éste tiene lugar con las mujeres
—es el punto fundamental del tratado—,
aquí hemos hablado de los éxitos femeninos.

Hay mujeres entregadas a la pasión

y mujeres que buscan el dinero;
en otra parte de este libro
se ha descrito la pasión,
en la dedicada a las prostitutas,
los resultados que obtienen.

LAS DOCTRINAS SECRETAS

El *Kamasutra* habría terminado aquí; sin embargo, aquéllos que no consiguen lo que van buscando con las normas expuestas en el mismo pueden acudir a estas doctrinas secretas. Belleza, cualidades, juventud, generosidad: en estos factores se funda la seducción. Un ungüento de *tagara*, *kustha* y hojas de *talisa* hacen hechizos; también se puede usar el negro de humo como colirio preparado con los mismos ingredientes, bien triturados, en un cráneo humano, extendiendo la mezcla con aceite de *aksa*. Un bálsamo de eficacia parecida es el aceite de sésamo cocido con raíces de *punarnava*, *sahadevu*, *sariva* y amaranto amarillo, y con hojas de loto azul; esto funciona también en las guirnaldas.

Un hombre queda fascinado si lame polvo de fibras secas de loto, loto azul y *naga*, con miel y mantequilla aclarada. Pasa exactamente igual si se consigue un ungüento de estas fibras, mezcladas con flores de *tagara*, *talisa* y *tamala*.

Tiene un efecto hechizante mantener con la mano derecha un ojo de pavo real o de hiena cubierto de oro; lo mismo que un amuleto de azufaifa y uno de conchas. En estos casos se deben aplicar los encantamientos del *Atharvaveda*.

Un amo, que sigue las artes mágicas y su doctrina, puede mantener alejada de los demás durante un año a una sierva que haya alcanzado la pubertad; luego entregue la doncella alejada a aquel candidato, apasionado porque es guapísima, que se muestre dispuesto en la disputa a ofrecerle mucho: es un medio para acrecentar la fascinación. Cuando su hija es doncella, la cortesana invite con gran fastuosidad a los pretendientes adecuados para ella por cultura, carácter y aspecto, la prometa en matrimonio a aquél que pueda ofrecerle dones especiales, y luego la mantenga escondida. La muchacha, fingiendo que se ausenta a espaldas de la madre, puede entregarse a los placeres con acaudalados jóvenes elegantes; pacte encontrarse con ellos cuando va a clase, en la sala de conciertos, en casa de una monja o en otros lugares. Y a uno de ellos, si paga lo convenido, la madre puede concederle la mano. Si llegado el momento no consigue el dinero previsto, lo ponga de su bolsillo, y diga que ese hombre se lo ha regalado a su hija. En caso contrario, sólo conceda la virginidad de la doncella tras casarse. Si ella se ha unido con los enamorados a escondidas, a espaldas de la madre, ésta puede denunciar al hombre primer responsable ante los jueces, a los que conoce muy bien. Las cortesanas, de todas formas, dejan libre a su hija, cuando ha perdido la virginidad por culpa de una amiga o una esclava, ha estudiado bien el *Kamasutra*, es experta en los artificios que se aprenden con la práctica y tanto su edad como su fortuna amorosa ya son florecientes; son procedimientos antiguos.

El matrimonio de una muchacha así durará un año, sin traiciones, luego ya no habrá vínculos de amor. Sin embargo, al acabar el año, si el hombre que la ha esposado le invita, puede hacerle una visita esa noche incluso a costa de perder sus ganancias. Es la regla de la boda de la prostituta, y la manera de incrementar su fascinación. Este mismo argumento vale para las hijas de la gente de teatro. Éstos, sin embargo, pueden conceder una doncella al hombre al que sacarían ventajas, porque destaca con un instrumento musical. Son las distintas maneras de hacerse atractivas.

CÓMO SUBYUGAR

Tiene un efecto subyugante hacer el amor con el pene rociado con polvo de *dhatura*, pimienta negra y *pippali*; y, también, rociar a la otra persona con el polvo cogido de una hoja que lleva el viento, de la corona de un muerto y de los huesos de faisán. El mismo efecto se consigue con polvo, mezclado con miel, sacado de una hembra buitre muerta de muerte natural; se deben añadir frutos de *amalaka* y darse un baño.

Nudosidades de euforbio hechas pedacitos, mezcladas con polvo de arsénico rojo y de azufre, secadas siete veces y desmenuzadas finamente; cuando se extiende un compuesto así en el pene con un poco de miel y se hace el amor, la mujer se convierte en esclava. Si con esa misma mezcla se enciende un fuego de noche, se consigue que, velada por este humo, la luna parezca de oro. En caso de que una doncella se rocíe con estas mismas sustancias reducidas a polvo y mezcladas con heces de mona, ya no se entregará a ningún otro.

Hágase un agujero en el tronco de un árbol de *simsapa*, se metan nudosidades de vaca, rociadas con aceite de mango, durante seis meses; extráiganse después, y de esta forma tendremos el ungüento de los dioses, que, dicen, tiene el efecto de subyugar. Cuando se hace una incisión en el tronco de un árbol y se coloca, siempre durante seis meses, resina de *khadira* en astillas finas, éstas cogen el olor de las flores de aquel árbol, de esta forma se consigue el ungüento amado por los Dandharva[59], el cual, como se dice, hace esclavos. Si se hace un agujero en un tronco de *naga* y se meten dentro, durante seis meses, flores de *priyangu* mezcladas con *tagara* y desleídas con aceite de mango, se consigue el ungüento que le gusta a los Naga[60], que, dicen, tiene la propiedad de subyugar.

Un hueso de camello metido en jugo de *bhringaraja* y quemado nos ofrece un preparado para los ojos; si éste se pone en un hueso tubular y, mediante un bastoncito siempre de hueso de camello, unido con antimonio, se obtiene una sustancia purificadora, saludable para los ojos y que, como afirman, hace esclavos. La misma explicación vale para los colirios

---

[59] Míticos músicos celestiales, como se ha insinuado en la relación de las distintas formas de matrimonio, en las que el Dandharva se funda en el simple acto de amor consensual y, por canto, de alguna forma, sobre el "hechizo" mutuo.

[60] Divinidades serpientes, que viven en el subsuelo, cuyo culto se encuentra difundido por todas partes de India desde los tiempos más remotos.

que se sacan de huesos de halcones, buitres y pavos reales. Estas son las distintas maneras para subyugar.

LOS ESTIMULANTES DE LA VIRILIDAD

Un hombre estimula la virilidad si bebe leche azucarada, a la que se añade una cabeza de ajo, pimienta cayena y regaliz. Se consigue también vigor sexual tomando leche en la que se han cocido testículos de carnero o de macho cabrío endulzada con azúcar; el mismo efecto tiene una bebida de *svayamgupta*, *vidari*, *ksirika* y leche, a igual si se prepara añadiendo a la leche semillas de *priyala*, raíces de caña de azúcar y *vidari*. También se pueden moler *sringataka*, *kaseruka* y regaliz con *khsirakakoli*, añadir leche endulzada y flor de manteca, y cocer a fuego lento un dulce; el hombre que come de esto hasta saciarse se puede unir con muchas mujeres; es lo que cuentan algunos maestros. Lo mismo sucede, siempre según algunos maestros, cuando un hombre se alimenta con un plato así preparado: coja unas judías abiertas, las lave con agua y las ablande pasándolas por flor de manteca caliente, luego las saque y las cocine con leche de una vaca que tiene un ternero ya crecido, añadiendo miel y flor de manteca. Consigue el mismo efecto, dicen los maestros, el que come hasta saciarse un dulce hecho con *vidari*, *svayamgupta*, azúcar, miel, flor de manteca y harina de trigo.

Funciona lo mismo tomando hasta saciarse una bebida de leche y arroz empapado en huevos de gorrión, regada con miel y flor de manteca; y adquiere

el mismo vigor el que toma hasta hartarse un dulce
así cocinado: sésamo desgranado empapado en huevos de gorrión, frutos de *sringaraka, kaseruka* y *svayamgupta,* con harina de trigo y de judías, leche endulzada y flor de manteca.

Dos *pala* para cada uno de flor de manteca, miel,
azúcar y regaliz, un *karsa* de *madhurasa,* un *prastha* de
leche[61]: este néctar compuesto de seis ingredientes,
según los maestros, es una poción purificadora, capaz de dotar de virilidad y larga vida.

Hay además un plato preparado con una cocción
de *satavari, svadamstra* y melaza, una pasta de pimienta y miel, leche de vaca y flor de manteca de cabra;
se debe tomar todos los días, empezando cuando la
luna entra en Pushya[62]; los maestros afirman que es
una receta purificadora, capaz de dar vigor sexual y
de alargar la vida.

También se pueden cocinar *satavari, svadamstra* y
algunos frutos majados de *sriparni* con cuatro partes
de agua hasta conseguir la consistencia adecuada; se
coma este plato muy de mañana, empezando cuando
la luna entra en Pusya; también a esto, las autorida-
des competentes en esta materia lo consideran una
receta purificadora, capaz de dotar de virilidad y larga vida.

---

[61] *Pala, karsa* y *prastha*: medidas de peso equivalentes, respecti-
vamente, a 38, 9,5 y 600 gramos aproximadamente.

[62] Pushya es uno de los veintisiete (o veintiocho) *maksatra,* especie de "constelaciones" características de la astronomía india;
más bien se trata de las casas humanas, o de los distintos grupos de estrellas junto a los que pasa la luna, por así decir, en
cada uno de los días de su ciclo mensual.

Y, por fin, se pueden tomar todos los días por la mañana temprano, nada más levantarse, dos *pala* de una mezcla de harina de cebada y polvos de *svadams-tra* a partes iguales; es, según los maestros, un preparado que purifica y da potencia erótica.

> Conviene aprender las distintas maneras
> que hay para suscitar amor
> del Ayurveda y del Veda[63],
> de las artes mágicas y de personas preparadas.

> No se utilicen procedimientos dudosos
> ni que supongan un riesgo para el cuerpo,
> ni que requieran la muerte de seres vivos
> ni unidos a sustancias impuras.

> El hombre adicto a acumular potencia
> use los métodos propuestos por los sabios
> y aprobados con todas las bendiciones
> por los brahmanes y por los amigos.

CÓMO DESPERTAR EL DESEO QUE SE APAGA

Si un hombre no se siente capacitado para satisfacer a una mujer ardiente, busque remedio. Al empezar el amor, acaricie con la mano sus partes ínti-

---

[63] El Ayurveda ("ciencia de la vida") es la medicina tradicional india, una rama que comprende, entre otras cosas, la preparación de los afrodisíacos; con *Veda* se entiende en este caso el *Atharvaveda* (cuarto libro de los *Veda*).

mas y, cuando ella ya haya conseguido el placer, se une a ella; es una manera de acceder al deseo. A su vez, el amor con la boca despierta los sentidos de un hombre de débil pasión, ya no tan joven, obeso o cansado por otras uniones.

En caso contrario, se puede recurrir a mecanismos artificiales. Éstos han de ser de oro, plata, cobre, hierro, marfil, cuerno de búfalo, estaño o plomo, suaves, con un efecto refrescante o violentos; son los distintos apoyos artificiales según Babhravya. Para Vatsyayana, pueden ser de madera o como a cada uno le plazca.

Un mecanismo artificial debe tener un agujero de la medida del pene, la circunferencia rugosa con nódulos y ser bastante voluminoso. Dos de este tipo forman la "esclavina"; tres o más, a lo largo, constituyen el "brazalete"; el "brazalete único" se obtiene enrollando, según las dimensiones, una sola espiral. El mecanismo con un agujero en las dos partes de la embocadura para que se pueda pasar un lazo, rociado con glóbulos variegados, duros y rugosos, que se ajusta a las medidas y se ata a la cintura, es la "coraza" o la "red". Si no se puede conseguir esto, se pueden utilizar un tallo de *alabu* o una caña de bambú, bien empapada en aceite y ungüentos y atada a la cintura con una cinta, o incluso un collar de madera lisa, anudado y con muchos nódulos de *amalaka*. Son los distintos instrumentos artificiales agujereados.

Dado que consideran que sin esta operación no se puede hacer bien el amor, los habitantes del Sur, por el contrario, hacen un agujero en el pene, como se hace en los lóbulos de la oreja a un niño. Un joven pedirá que le hagan la incisión con un cuchillo, luego se meterá en el agua mientras sangra; para mantener abierta la herida, aquella noche dedicará mucho tiempo al amor. Pasado un día, limpiará esa parte con cataplasmas. Para dilatar el agujero lo sujetará, mientras se ensancha, con costillas de hojas de *vetasa* y *kutaja*; y volverá a limpiarlo con regaliz mezclado con miel. Luego intentará ensancharlo con un trocito de plomo, y aplicará aceite de anacardo. Son los distintos procedimientos para agujerear el pene.

Se pueden aplicar a esa abertura mecanismos artificiales fabricados con distintas formas: como el "redondo", el "semicírculo", el "mortero", la "flor", la "espina", el "hueso de garza", la "trompa", los "ocho discos", el "remolino", el "cruce" y más aún, según la imaginación y la práctica. Tienen que resistir perfectamente al uso y deben ser suaves o rugosos, según las costumbres. Así se puede despertar el deseo que se apaga.

CÓMO ENGORDAR EL PENE

Un procedimiento es el siguiente: se comprime el pene con los pelos de algunos insectos que nacen en los árboles, luego se le dan unos masajes con aceite durante diez noches, de nuevo se le aprieta con los pelos y se le vuelve a dar masajes; de esta forma un hombre consigue que le engorde; entonces se echa en la cama boca abajo, dejando que le cuelgue por un agujero entre las cuerdas de la hamaca. Es el engrosamiento típico de los *vita*, que les dura toda la vida, y que se llama "con pelos".

El engrosamiento dura un mes, si se frota el pene con cada uno de los líquidos sacados de exprimir: *asvagandha*, tubérculos dulces, sanguijuelas, frutos de *brihati*, mantequilla fresca de búfala, *hastikarna* y girasoles. Estos procedimientos y otros parecidos se aprenden dirigiéndose a personas preparadas. Son las distintas maneras de engordar el pene.

PRÁCTICAS PARTICULARES

Si se rocía a una mujer con polvo de espinas de euforbio, mezclado con *punarnava*, excrementos de mona y raíz de *langalika*, ya no podrá amar a otro. Se le apaga la pasión al hombre que hace el amor con una mujer que ha aplicado a sus partes íntimas polvo de ruta, *avalguja*, *bhringa*, orín y hormigas, y exudación densa de *vyadhighataka* y del fruto de la *jambu*. Lo mismo que si se une a una mujer que se bañó en polvo sacado de estercoleros, menta y hormigas, con suero de búfala aguado.

Hacen desafortunado al amor el ungüento o las coronas preparadas con flores de nipa, *amrataka* y *jambu*. Un bálsamo de *kokilaksa* hace que se contraiga una noche una mujer elefante. Polvos de loto, loto azul, *kadamba*, *sarjaka* y *sugandha*, majados en miel, dan un ungüento que dilata a la mujer cierva.

Los frutos de *amalaka* en zumo de euforbio, *soma*, *arka* y frutos de *avalguja* tienen el poder de blanquear el pelo. Un baño con raíces de jazmín silvestre, de *kutajaka*, *añjanika*, *girikarnika* y *slaksnaparni* devuelve al pelo su color. Si se echa en el pelo aceite cocido con estos ingredientes se pone negro, luego queda como antes. Se blanquean los labios pintados con laca empapada en sudor de los testículos de un caballo blanco. El jazmín silvestre y otros ingredientes ya enunciados los devuelven a su color natural.

Al hombre que toca un caramillo empapado en menta, *kustha*, *tagara*, *talisa*, *deodara* y euforbio, se le somete la mujer que oye esa música. Si se toma una bebida con frutos de datura, se vuelve loco; la melaza o la digestión le devuelven a la normalidad. Si extiende en la mano heces de un pavo real que ha comido arsénico amarillo o rojo, los objetos que coca se hacen invisibles.

Agua con cenizas de carbón y de hierbas y con aceite se pone tan blanca como la leche. La vajilla de hierro cubierta de *sravana* y *priyanguka* majados en *baritaka* y *amrataka* toma el color del cobre. Cuando encendemos una lámpara de aceite de *sravana* y de *priyanguka*, con una mecha de seda y una camisa de serpiente, si se ponen cerca trocitos de madera, se consigue que éstos parezcan serpientes. Beber leche de una vaca blanca que tiene un ternero blanco produce gloria y larga vida; lo mismo que la bendición de los brahmanes venerables.

*　　*　　*

Examinados los tratados anteriores
y cumplidas sus prescripciones,
con gran esfuerzo y de forma concisa
he expuesto este *Kamasutra*.

Quien sabe sus doctrinas
entiende la ley sagrada, lo útil y el amor,
tiene confianza, conoce el mundo
y no obra sólo según su pasión.

Las formas extrañas de encender la pasión
perfectamente argumentadas en el tratado,
inmediatamente después,
en estas mismas páginas,
han sido expresamente prohibidas.

Cuando no existe un tratado,
sólo se contempla la práctica;
conviene saber que la teoría comprende todo,
mientras que las aplicaciones
se refieren sólo a una parte.

Vatsyayana ha escrito este *Kamasutra*
teniendo en cuenta todos los cánones,
después de analizado y sometido a examen
el contenido del ensayo de Babhravya.

Esta obra ha sido redactada
en castidad y con una concentración extrema,
para que sirva para la vida cotidiana:
no ha sido compuesta
fijándose sólo en la pasión.

Vence los sentidos el que conoce a fondo
el mensaje de este tratado,
mientras concede a la ley, a lo útil y al amor

el puesto que tienen en el mundo.

Por este motivo el sabio experto en este libro,
que respeta la ley y lo útil,
sin ser esclavo de la pasión ciega,
tiene éxito, si se adecúa a él cuando ama.

* 9 7 9 8 6 6 5 1 3 1 1 1 5 *